中国医学临床百家

周迎生 / 著

糖尿病合并冠心病
周迎生 2019 观点

科学技术文献出版社
SCIENTIFIC AND TECHNICAL DOCUMENTATION PRESS
·北京·

图书在版编目（CIP）数据

糖尿病合并冠心病周迎生2019观点 / 周迎生著. —北京：科学技术文献出版社，2019. 4

ISBN 978-7-5189-5113-0

Ⅰ. ①糖… Ⅱ. ①周… Ⅲ. ①糖尿病—并发症—冠以病—诊疗 Ⅳ. ① R587.2 ② R541.4

中国版本图书馆 CIP 数据核字（2019）第 016144 号

糖尿病合并冠心病周迎生2019观点

策划编辑：蔡　霞　　责任编辑：蔡　霞　　责任校对：张吲哚　　责任出版：张志平

出 版 者　科学技术文献出版社
地　　址　北京市复兴路15号　邮编　100038
编 务 部　（010）58882938，58882087（传真）
发 行 部　（010）58882868，58882870（传真）
邮 购 部　（010）58882873
官方网址　www.stdp.com.cn
发 行 者　科学技术文献出版社发行　全国各地新华书店经销
印 刷 者　北京虎彩文化传播有限公司
版　　次　2019 年 4 月第 1 版　2019 年 4 月第 1 次印刷
开　　本　710×1000　1/16
字　　数　59千
印　　张　6.75
书　　号　ISBN 978-7-5189-5113-0
定　　价　88.00元

序

Foreword

韩启德

欧洲文艺复兴后，以维萨利发表《人体构造》为标志，现代医学不断发展，特别是从19世纪末开始，随着科学技术成果大量应用于医学，现代医学发展日新月异，发生了根本性的变化。

在过去的一个世纪里，我国现代化进程加快，现代医学也急起直追。但由于启程晚，经济社会发展落后，在相当长的时期里，我国的现代医学远远落后于发达国家。记得20世纪50年代，我虽然生活在上海这个最发达的城市里，但是母亲做子宫切除术还要到全市最高级的医院才能完成；我患猩红热继发严重风湿性心包炎，只在最严重昏迷时用过一点青霉素。20 世纪 60—70 年代，我从上海第一医学院毕业后到陕西农村基层工作，在很多时候还只能靠“一根针，一把草”治病。但是改革开放仅仅 30 多年，我国现代医学的发展水平已经接近发达国家。可以说，世界上所有先进的诊疗方法,中国的医生都能做,有的还做得更好。更为可喜的是，近年来我国医学界开始取得越来越多的原创性成果，在某些点上已经处于世界领先地位。中国医生已经不再盲从发达国家的疾病诊疗指南，而能根据我们自己的经验和发现，根据我国自己的实际情况制定临床标准和规范。我们越来越有自己的东西了。

要把我们“自己的东西”扩展开来,要获得越来越多“自己的东西”，就必须加强学术交流。我们一直非常重视与国外的学术交流，第一时间掌握国外学术动向，越来越多地参与国际学术会议，有了“自己的东西”也总是要在国外著名刊物去发表。但与此同时，我们更需要重视国内的学术交流，第一时间把自己的创新成果和可贵的经验传播给国内同行，不仅为加强学术互动，促进学术发展，更为学术成果的推广和应用，推动我国医学事业发展。

我国医学发展很不平衡，经济发达地区与落后地区之间差别巨大，先进医疗技术往往只有在大城市、大医院才能开展。在这种情况下，更需要采取有效方式，把现代医学的最新进展以及我国自己的研究成果和先进经验广泛传播开去。

基于以上考虑，科学技术文献出版社精心策划出版《中国医学临床百家》丛书。每本书涵盖一种或一类疾病，由该疾病领域领军专家撰写，重点介绍学术发展历史和最新研究进展，并提供具体临床实践指导。临床疾病上千种，丛书拟以每年百种以上规模持续出版，高时效性地整体展示我国临床研究和实践的最高水平，不能不说是一个重大和艰难的任务。

我浏览了丛书中已经完稿的几本书，感觉都写得很好，既全面阐述有关疾病的基本知识及其来龙去脉，又介绍疾病的最新进展，包括笔者本人及其团队的创新性观点和临床经验，学风严谨，内容深入浅出。相信每一本都保持这样质量的书定会受到医学界的欢迎，成为我国又一项成功的优秀出版工程。

《中国医学临床百家》丛书出版工程的启动，是我国现代医学百年进步的标志，也必将对我国临床医学发展起到积极的推动作用。衷心希望《中国医学临床百家》丛书的出版取得圆满成功！

是为序。

作者简介

Author introduction

周迎生，医学博士，主任医师，教授，博士生导师。首都医科大学附属北京安贞医院内分泌代谢科主任，首都医科大学附属北京安贞医院内分泌代谢专业博士培养点负责人，内科教学委员会副主任、首都医科大学内分泌代谢学系副主任。兼任中华预防医学会糖尿病预防与控制专业委员会主任委员、中国医师协会内分泌代谢科医师分会常务委员、中华医学会糖尿病学分会血糖监测学组委员。

从事内分泌代谢疾病临床诊治工作30年，临床及科研重点：2型糖尿病胰岛素分泌功能损害机制与防治；2型糖尿病、肥胖发病机制与心血管并发症防治；老年糖尿病冠心病血糖控制管理。

前言

Preface

我当医生30年了，始终在临床第一线工作，主要是诊治糖尿病。不论在门诊还是病房，与患者交流中总能感受到人性中对健康的渴望和疾病的种种担忧，这种情形无关患者年龄大小和职业不同。在听到熟悉和曾经神采奕奕的人罹患重病倒下时，我痛惜不已；看见诊桌前和病床上的患者康复后满心欢喜，我信心坚定，充满希望。因此，将重要的糖尿病防控知识和临床经验总结出来，能够帮助到更多的人，就是撰写本书的初衷和目的。

健康是个人、家庭、社会全面发展的基础，已上升为国家战略。人寿命的延长是社会进步的重要标志，而疾病始终是最关键的影响因素。死亡原因遵循自然规律，同时也受个人生活习惯及环境影响。人最基本的尊严之一是活得健康，因此，尽可能减缓疾病发生和危害，提高对社会和家庭的贡献能力，应该成为每个人应尽的责任和义务。

世界卫生组织公布的影响健康的四大慢性非传染性疾病之首是心脏病和脑卒中，其他依次为糖尿病、肿瘤和慢性肺病。北京市2017年卫生与人群健康状况调查中，人均期望寿命为82岁，其中男性为80岁，女性为84岁；死亡原因依次为恶性肿瘤、心脏病、脑血管病，慢性缺血性心脏病和急性心肌梗死占心脏病死亡的 87.7%。糖尿病和冠心病是威胁国民健康的两大疾病，有共同的发病基础，一半以上冠心病患者合并糖尿病。

糖尿病血糖控制不佳易引起失明、肾衰竭、截肢、心肌梗死及卒中等多种慢性并发症，危害更大。糖尿病患者在治疗过程中可能发生血糖过低现象，血糖监测是糖尿病管理中的重要组成部分。虽然严格血糖控制可以改善预后，但也需达到安全降糖目的。低血糖可导致不适甚至生命危险，也是血糖达标的主要障碍。尽管冠心病血糖控制管理复杂棘手，但仍有规律可循。我们将冠心病血糖临床治疗中的重点和难点问题汇集到本书中供读者阅读参考，帮助专业人员和糖尿病患者共同理解和处理血糖控制中的共性和个体化治疗问题，以期提高诊疗水平和患者生存质量。

本书撰写中从不同方面和视角聚焦冠心病血糖控制的临床问题，尽可能让内容实用和容易理解。在本书中难免存在未论述到或解释不够清晰之处，敬请读者谅解并欢迎评论指正，帮助我们今后持续改进完善。

周迎生

目录

Contents

糖尿病合并冠心病流行病学特点

1. 糖尿病合并冠心病流行病学发展概述

目前，冠心病（CHD）仍是全球居民主要死亡原因。研究显示发达国家冠心病患病率已在下降，而发展中国家冠心病患病率仍在增加。2003—2013 年，美国心血管病（CVD）相关病死率下降了 28.8%；10 年间，因心血管病死亡人数每年下降 11.7%。瑞典的调查也出现类似结果。然而，中国心血管病病死率仍处于上升阶段。心血管病占居民疾病病死率 40% 以上，为中国居民的首位死因。中国冠心病的患病人数已达 1100 万，心血管病死率的上升趋势主要是由于缺血性心脏病（IHD）即冠心病的病死率上升所致。2013 年中国心血管病死亡的绝对数字较 1990 年增加了 46%。其中，缺血性心脏病（IHD）死亡人数增加了 90.9%。中国心血管病危险因素流行趋势明显导致中国心血管病的发病人数显著增加。糖尿病是心血管疾病的主要危险因素之一。越来越多的研究证明，高血糖与心血管疾病之间可能存在共同的发病基础，与非糖尿病患者比较，糖尿病患者冠心病的风险增加 2 ～ 4 倍。糖尿病并发冠心病者高达 72.3%，并且糖尿病患者全因病死率是非糖尿病患者的 2 倍，而因心血管病死亡是非糖尿病患者的 2 ～ 4 倍。

高血糖对冠心病和心肌梗死事件产生的致病作用逐渐被大家认识，有研究提出，既往无心肌梗死的糖尿病患者与既往心肌梗死的无糖尿病患者，发生心血管事件的风险是相同的，且长达 18 年的随访研究提示，有糖尿病且无冠心病患者与有冠心病但无糖尿病患者两组间生存曲线几乎重叠，所以糖尿病被认为是冠心病的“等危症”。冠心病合并糖尿病时，冠状动脉粥样硬化更为广泛严重，左心功能障碍及心脏事件的发生率高，预后也更差。糖尿病伴有冠心病时患者首发表现可能是急性心肌梗死，甚至是猝死。糖尿病患者 7 年间首次心肌梗死或死亡的发生率为 20%，而非糖尿病患者仅为 3.5%；再梗或心血管死亡在糖尿病组为 48%，非糖尿病者为 18.8%。研究表明伴有心肌梗死的糖尿病患者在 5 年内有近一半的患者死亡。

冠心病也是糖尿病患者的主要死亡原因，约 80% 的糖尿病患者死于心血管并发症，其中约 75% 的患者死于冠心病。中国大庆 23 年随访研究提示，糖尿病人群任何死亡比血糖正常者提前 10 年。新诊断的糖尿病人群平均年龄为 46 岁，20 年内死亡比例达 50%，其中 50% 死于心血管疾病。因此，糖尿病在心血管疾病防治中的重要性不容忽视。

2. 2 型糖尿病合并冠心病流行病学特点

美国北卡罗来纳大学的研究发现，2002—2012 年，美国 1 ～ 19 岁的人群中，1 型糖尿病及 2 型糖尿病患者的数量都显著增加。在观察时间内每年覆盖约 250 万名 10 ～ 19 岁的人群中，2 型糖尿病患者数量为 2846 例。2 型糖尿病发病率调整后年增长率为 4.8%，调整后年增长率成对比较结果显示，在所有人种之间的比较中，非西班牙白种人（0.6%）的增加较黑种人（6.3%）、西班牙人种（3.1%）、亚裔及太平洋岛民（8.5%）及印第安人（8.9%）均较小（$P < 0.05$），种族间差异确实让人意外。美国年轻人中的一些亚组中，肥胖分布显著增加，这可能是其发病率增加的原因之一。

2010 年中国慢性病调查研究显示，18 岁及以上居民糖尿病患病率 9.7%，其中男性 10.2%，女性 9.0%；城市 12.3%，农村 8.4%。若诊断时参考 HbA1c 水平，则患病率为 11.6%，糖尿病前期人群占到 50.1%。更让人忧虑的是，从 2001—2009 年儿童或青少年的 2 型糖尿病患病率增加了 30.5%，2 型糖尿病约占到目前儿童期糖尿病的 50%。随着糖尿病发病率的快速发展，增加了中国心血管病的高危人群，尤其是冠心病“潜在患者”。

2 型糖尿病患者冠心病的发病率很高，可达 25.3%。研究中诊断冠心病方法不同，糖尿病人群中冠心病发生率相差很大，最高可达 55%，非糖尿病人群在 2% ～ 4%。2016 年中国心血管病报告显示中国缺血性心脏病的患病率为 0.77%。2007—2008 年中国糖代谢状况流行病学调查发现，20 岁以上成人心血管病患病率为 1.44%，其中 CHD 患病率为 0.63%，而糖尿病患者中大血管病患病率为 3.83%。该调查还发现与单纯空腹血糖受损（IFG）患者相比，单纯葡萄糖耐量受损（IGT）和 IFG + IGT 者的心血管病相对风险比分别为 2.88 和 2.12。糖耐量受损人群心血管危险因素的患病率也较高，与单纯空腹血糖升高相比，餐后高血糖和心血管病的相关性更强。

冠心病患者中糖代谢异常比例也非常高。中国急性心肌梗死调查（The China Acute Myocardial Infarction，CAMI）研究是目前国内最大规模的急性心肌梗死注册研究，在 2013—2014 年全国 31 个省、市和自治区 107 家医院连续入选的急性心肌梗死（AMI）患者 17773 例，平均年龄为 61.8 岁，男性占 74%，其中 19.5% 的患者伴有糖尿病，该研究还会有后续结果报道。2004 年由胡大一教授牵头的中国心脏调查，对中国 3513 例因冠心病入院的患者进行调查的结果显示，糖尿病的患病率为 52.9%，糖调节受损率为 24%，总的糖代谢异常患病率为 76.9%。同时期 2004 欧洲心脏病调查研究显示：急诊入院组和择期患者组糖代谢异常分别为 71% 和 66%。国内外的研究提示冠心病患者中糖代谢异常者占 2/3 ～ 3/4。GAMI 研究是对未诊断过糖尿病的急性心肌梗死患者进行糖代谢研究，出院时给患者行 OGTT 试验，发现血糖异常者合计 67%，出院 3 个月及 12 个月再次进行 OGTT 试验，糖代谢异常合计仍达 66%，其中糖尿病占 25%。

3. 1 型糖尿病合并冠心病流行病学特点

北卡罗来纳大学的研究发现，美国 1 ～ 19 岁的人群中 1 型糖尿病患者的数量显著增加，尤其是在少数民族年轻人中。研究者分析了来自监测网络的 2002—2012 年的数据。在 0 ～ 19 岁的人群中有 54 239 600 人，其中 1 型糖尿病患者数量为 11 245 例，经年龄、性别及种族调整后，1 型糖尿病的发病率显著增加，年增长率为 1.8%（$P < 0.001$）。各年龄组除 0 ～ 4 岁年龄组以外均有所增加，男女均有所增加；除了亚裔、太平洋岛民及印第安人，各种族也均有所增加。1 型糖尿病发病率在西班牙人种的年轻人（年增长率 4.2%）较非西班牙人种、白种人显著增加（年增长率 1.2%，$P < 0.001$）。

2014 年 ADA/AHA 发布的《1 型糖尿病与心血管疾病科学声明》总结了多项 1 型糖尿病（T1DM）和健康人心血管病风险的对照研究，发现 T1DM 患者心血管事件比非糖尿病人群更常见、发生更早。一般 T1DM 可自 30 岁左右并发冠心病。通常，T1DM 发病年龄较小，研究显示，CVD 事件常发生于 T1DM 发病后 20 年左右。CVD 事件的风险比，男性 T1DM 患者为 3.6，女性 T1DM 患者为 7.6；冠心病的风险比，男性患者为 3.0，女性患者为 7.6；致死或非致死性卒中事件的女性，其风险比为 5.9；

外周血管疾病事件（非创伤性下肢截肢）风险比为 85.5。在亚临床 CVD 方面，如冠脉钙化（CAC）、颈动脉内中膜厚度（IMT）等与动脉粥样硬化相关的指标，T1DM 患者也高于非糖尿病人群。

在性别影响方面，一般绝经前的女性 CVD 发生率低于男性，但 T1DM 抵消了女性的这种保护作用。T1DM 和 T2DM 在 CVD 发生方面的差异不仅表现为发病年龄更年轻，还表现为女性和男性发病率相似。在儿童中，CVD 事件发生率并不高，但动脉粥样硬化的进程却从儿童期就已开始出现。多种危险因素对 CVD 的影响在 T1DM 和 T2DM 中也是不同的，一些研究显示，T1DM 的动脉粥样硬化更为弥散、同心性斑块更多见。

4. 糖尿病合并冠心病年龄因素的影响

近年来在全球范围内糖尿病患病率的急剧增加与老龄化相关。2010 年中国慢性病调查显示 18 ～ 59 岁劳动力人口糖尿病患病率 7.8%，60 岁及以上老年人糖尿病患病率 19.6%，并且从不同年龄阶段糖尿病患病情况可以看出糖尿病的患病率随着年龄增加而增加。糖尿病还会降低预期寿命，与对照人群相比男性平均减少寿命 7.5 年，女性平均减少寿命 8.2 年。中国大庆 23 年随访研究中显示，新诊断的糖尿病人群平均年龄为 46 岁，20 年内死亡比例达 50%，其中 50% 因 CVD 死亡。

5. 糖尿病合并冠心病性别因素的影响

2007—2008 年中国糖代谢状况流行病学调查在调整其他危险因素后，男性糖尿病冠心病患病风险比女性增加 26%，并且显示中国男性人群的冠心病患病率为 0.74%，女性为 0.51%，随着年龄的增长男女心血管病的患病率均在增加。总的人群中冠心病病死率男性高于女性。在非糖尿病患者绝经期前，女性冠心病患病率明显低于同龄男性，而在糖尿病患者中，女性的这种保护作用被抵消，冠心病患病情况男女差异消失。中国大庆 23 年随访研究提示新诊断糖尿病患者中男性和女性CVD 病死率也无差异。

6. 糖尿病合并冠心病其他因素的影响

在短期内中国糖尿病患病率急剧增加可能有多种原因，包括城市化、老龄化、生活方式改变、超重和肥胖比例增加等。2010 年中国慢性病调查经年龄分层后可见，年龄＜ 60 岁人群中糖尿病患病率男性高于女性，年龄≥60 人群中女性患病率高于男性。18 ～ 59 岁劳动力人口糖尿病患病率 7.8%，男性（8.8%）高于女性（6.7%），城市（9.8%）高于农村（6.8%）；60 岁及以上老年人糖尿病患病率 19.6%，女性（20.8%）高于男性（18.3%），城市（25.0%）高于农村（17.0%）。无论男性还是女性，糖尿病患病率都是城市高于农村，并且糖尿病患病率随着经济的发展及超重肥胖而增加。知晓率、治疗率和治疗控制率也是城市高于农村，发达和中等发达地区高于不发达地区。

中国的冠心病患病率及病死率与糖尿病患病率及病死率的趋势相近。2008 年中国卫生服务调查第四次家庭健康询问的结果显示：城市地区缺血性心脏病的患病率为 15.9‰，农村地区为 4.8‰，城乡合计为 7.7‰。城市缺血性心脏病患病率高于农村。2016 年度中国心血管病报告中显示了 2002—2013 年中国冠心病病死率总体呈上升态势，城市冠心病病死率高于农村，男性高于女性。AMI 病死率总体呈现上升态势，但农村地区从 2005 年开始，AMI 病死率呈现快速上升趋势，在 2013 年，农村地区 AMI 病死率竟大幅超过城市平均水平。

另外，糖尿病患者合并冠心病时症状也不典型。糖尿病患者无症状性心肌缺血发生率为 22%，而非糖尿病患者无症状性心肌缺血的发病率为 11%；糖尿病患者无痛性心肌梗死发生率为 40% ～ 50%，非糖尿病者约为 20%。目前研究者认为可能与糖尿病合并神经病变有关。

7. 糖尿病合并冠心病防控措施的曙光

2002—2012 年美国 1 ～ 19 岁的人群中，1 型糖尿病及 2 型糖尿病患者的数量均显著增加，糖尿病不良事件对公众健康的危害在扩大。1998—2014 年间瑞典糖尿病患者，病死率及心血管事件发生率已在显著下降，然而 2 型糖尿病患者的整体下降程度显著低于非糖尿病者。糖尿病患者的所有不良事件的发生率也高于一般人群。尽管如此，糖尿病及冠心病的防控成果还是让我们看到了希望的曙光，即多种综合防控措施的有效实施，包括加强对慢性病患者的全程关怀、提升患者自我疾病管理意识及完善临床诊治策略等。其中心血管病变血管重建及血糖监测系统技术的应用起到了积极作用。更重要的是积极全面控制高血压、低密度脂蛋白胆固醇、糖化血红蛋白及肥胖等心血管危险因素，降低冠心病的发生及延缓冠脉病变的进展，才能减少其对公众健康的危害。

更令人鼓舞的是，大庆糖尿病预防研究 20 年跟踪随访显示生活方式干预组在积极干预的 6 年期间，糖尿病发病率降低了 51.0%；在 20 年的随访中，干预组糖尿病发病率比对照组降低 43.0%，干预组发生糖尿病比对照组平均晚 3.6 年。生活方式干预组 23 年随访显示心血管病死亡降低 41.0%，全因死亡降低 29.0%，新发糖尿病风险降低 45.0%。

参考文献

1. Benjamin E J，Virani S S，Callaway C W，et al.Heart Disease and Stroke Statistics-2018 Update：A Report From the American Heart Association.Circulation，2018，137（12）：e493.

2. 陈伟伟，高润霖，刘力生，等 .《中国心血管病报告 2017》概要 . 中国循环杂志，2018，33（1）：1-8.

3. 高晓津，杨进刚，杨跃进，等 . 中国急性心肌梗死患者心血管危险因素分

析 . 中国循环杂志，2015，30（3）：206-210.

4. Haffner S M，Lehto S，Rönnemaa T，et al.Mortality from coronary heart disease in subjects with type 2 diabetes and in nondiabetic subjects with and without prior myocardial infarction.N Engl J Med，1998，339（4）：229-234.

5. Juutilainen A，Lehto S，Rönnemaa T，et al.Type 2 diabetes as a coronary heart disease equivalent：an 18-year prospective population-based study in Finnish subjects.Diabetes Care，2005，28（12）：2901-2907.

6. Li G，Zhang P，Wang J，et al.Cardiovascular mortality，all-cause mortality，and diabetes incidence after lifestyle intervention for people with impaired glucose tolerance in the Da Qing Diabetes Prevention Study：a 23-year follow-up study.Lancet Diabetes Endocrinol，2014，2（6）：474-480.

7. Mayer-Davis E J，Lawrence J M，Dabelea D，et al.Incidence Trends of Type 1 and Type 2 Diabetes among Youths，2002-2012.N Engl J Med，2017，376（15）：1419-1429.

8. Xu Y，Wang L，He J，et al.Prevalence and control of diabetes in Chinese adults. JAMA，2013，310（9）：948-959.

9. Yang Z J，Liu J，Ge J P，et al.Prevalence of cardiovascular disease risk factor in the Chinese population：the 2007-2008 China National Diabetes and Metabolic Disorders Study.European Heart Journal，2012，33（2）：213-220.

10. Song F，Yu M，Yang J，et al.Symptom-Onset-To-Balloon Time，ST-Segment Resolution and In-Hospital Mortality in Patients with ST-Segment Elevation Myocardial Infarction Undergoing Primary Percutaneous Coronary Intervention in China：From

China Acute Myocardial Infarction Registry.Am J Cardiol，2016，118（9）：1334-1339.

11. 中国心脏调查组，胡大一，潘长玉 . 中国住院冠心病患者糖代谢异常研究——中国心脏调查 . 中华内分泌代谢杂志，2006，（1）：7-10.

12. Wallander M，Malmberg K，Norhammar A，et al.Oral glucose tolerance test：a reliable tool for early detection of glucose abnormalities in patients with acute myocardial infarction in clinical practice：a report on repeated oral glucose tolerance tests from the GAMI study.Diabetes Care，2008，31（1）：36-38.

13. de Ferranti S D，de Boer I H，Fonseca V，et al.Type 1 diabetes mellitus and cardiovascular disease：a scientific statement from the American Heart Association and American Diabetes Association.Diabetes Care，2014，37（10）：2843-2863.

14. Majid Ezzati.Worldwide trends in diabetes since 1980：a pooled analysis of 751 population-based studies with 4.4 million participants.Lancet，2016，387（10027）：1513-1530.

15. Wang L，Gao P，Zhang M，et al.Prevalence and Ethnic Pattern of Diabetes and Prediabetes in China.JAMA，2017，317（24）：2515-2523.

16. Rawshani A，Rawshani A，Franzén S，et al.Range of Risk Factor Levels Control，Mortality，and Cardiovascular Outcomes in Type 1 Diabetes Mellitus. Circulation，2017，135（16）：1522-1531.

（崔清华　周迎生）

2型糖尿病合并冠心病血糖控制管理

8. 糖尿病防治有效降低心血管病死率

中国糖尿病患病率显著增加，城市增长速度显著高于农村。1980年全国14省市流行病学调查，糖尿病患病率为0.67%；1994年为2.5%，比1980年增加了近3倍；2002年城市糖尿病患病率为4.5%，农村为1.8%；2007—2010年糖尿病患病率增至9.7%，若联合HbA1c水平诊断，则糖尿病患病率高达11.6%，城市高于农村且无性别差异，随年龄增加。60岁以下者男性高于女性，60岁以上则女性高于男性。2013年中国慢性病及危险因素监测研究覆盖了中国31个省、自治区、直辖市的605个监测点，对24%的全国人口进行了分层抽样调查。最终纳入分析的共有170 287名18岁及以上成年人群，已诊断糖尿病患者由糖尿病史确定，未诊断的则采用2010年美国糖尿病协会（American Diabetes Association，ADA）的诊断标准，即空腹血糖值

≥ 7.0mmol/L（126mg/dl），或 75g 口服葡萄糖耐量试验（OGTT）后 2 小时血糖 ≥ 11.1mmol/L（200mg/dl），或 HbA1c ≥ 6.5%。糖尿病前期定义为空腹血糖值 6.1 ～ 6.9mmol/L（100 ～ 125mg/dl），口服葡萄糖耐量试验 2 小时血糖 7.8 ～ 11.1mmol/L（140 ～ 199mg/dl），或 HbA1c 为 5.7% ～ 6.4%，且未被诊断为糖尿病者。糖尿病患病率为 10.9%（既往诊断者占 4%），其中男性为 11.7%，女性为 10.2%。年龄更大的人群、城市居民、经济发达地区及超重 / 肥胖人群中的比例更高。

（1）冠心病患病率、病死率

糖尿病是心脑血管疾病独立危险因素和等危症，首要死因是心血管疾病。2006 年“中国心脏调查”研究，选取北京、上海等 7 个城市共 52 家三级甲等医院为合作研究中心，于 2005 年 6 月 1 日至 2005 年 9 月 31 日在各医院心内科住院的所有符合冠心病诊断纳入标准的患者连续入选为研究对象，共收集有效病例 3513 例，未确诊为糖尿病的对象均需进行口服葡萄糖耐量试验（OGTT）以判断糖代谢状况，发现冠心病（包括急性冠脉综合征及稳定性心绞痛）住院患者中糖尿病患病率为 52.9%，糖调节受损患病率为 24.0%，总的糖代谢异常患病率为 76.9%。

2008 年中国卫生服务调查研究中采用多阶段分层整群随机抽样的方法，在全国 31 个省、自治区和直辖市中抽取了 94 个县（市、区）、470 个乡镇（街道）、940 个行政村（居委会）、56 400 户进行了第四次家庭健康询问调查，结果显示：城市地区缺血性心脏病（IHD）的患病率为15.9‰，农村地区为4.8‰，城乡合计为7.7‰，与2003年第三次调查数据相比（城市12.4‰、农村2.0‰、合计4.6‰）有较大幅度升高。

根据《2015年中国卫生和计划生育统计年鉴》，2002—2014年冠心病病死率呈上升态势。2014年中国冠心病病死率城市为107.5/10万，农村为105.37/10万，较2013年均有所上升。总体上城市地区冠心病病死率略高于农村地区，男性高于女性。2002—2014年急性心肌梗死（AMI）病死率总体呈上升态势，从2005年开始呈快速上升趋势。农村地区AMI病死率不仅于2007年、2009年、2011年数次超过城市地区，而且于2012年开始明显升高，2013年、2014年大幅超过城市水平。2014年中国AMI病死率城市为55.32/10万，农村为68.6/10万。无论城市、农村，男性或女性，AMI病死率均随年龄的增加而增加，40岁开始显著上升，其递增趋势近似于指数关系。

（2）糖尿病防治有效降低心血管病死率

中国大庆糖尿病预防研究是世界上开展较早及历时最长的生活方式干预预防糖尿病的研究。该研究20年跟踪随访的结果表明，生活方式干预组在积极干预的6年，糖尿病发病率降低了51%，而且对预防糖尿病有长期影响；在20年的随访中，干预组糖尿病发病率比对照组降低43%，干预组发生糖尿病比对照组平均晚3.6年。6年积极的生活方式干预降低了23年间心血管病死率。与对照组比较，生活方式干预组23年心血管病死亡降低

41%，全因死亡降低 29%，新发糖尿病风险降低 45%。生活方式干预不仅长期降低了糖尿病的发病风险，而且减少了威胁生命的 CVD 硬终点和死亡。大庆糖尿病研究还比较了新诊断糖尿病患者和糖耐量正常人群的 CVD 病死率和全因病死率。在 23 年随访期间，56.5% 的新诊断糖尿病患者和 20.3% 的糖耐量正常者死亡。CVD 是糖尿病患者死亡的主要原因，分别有 47.5% 的男性和 49.7% 的女性死于 CVD，且其中约 50% 的死亡是由卒中所致。新诊断糖尿病患者的全因病死率是糖耐量正常者的 3 倍，新诊断糖尿病男、女的 CVD 死亡风险分别是糖耐量正常者的 3.5 倍和 6.9 倍。

9. 糖尿病合并冠心病血糖和血脂达标控制状况分析

（1）血脂检测项目及血脂异常分类

血脂是血清中的胆固醇（total cholesterol，TC）、三酯甘油（triglyceride，TG）和类脂（如磷脂）等的总称，与临床密切相关的血脂主要是胆固醇和 TG。在人体内胆固醇主要以游离胆固醇及胆固醇酯的形式存在；TG 是甘油分子中的 3 个羟基被脂肪酸酯化而形成。血脂不溶于水，必须与特殊的蛋白质即载脂蛋白（apolipoprotein，Apo）结合形成脂蛋白才能溶于血液，被运输至组织进行代谢。

根据超速离心法，脂蛋白分为乳糜微粒（chylomicrons，CM）、极低密度脂蛋白（very-low-density lipoprotein，VLDL）、

中间密度脂蛋白（intermediate-density lipoprotein，IDL）、低密度脂蛋白（low-density lipoprotein，LDL）和高密度脂蛋白（high-density lipoprotein, HDL）。此外，还有一种脂蛋白称为脂蛋白(a) [lipoprotein（a），Lp（a）]。

血脂异常通常指血清中胆固醇和（或）TG 水平升高，俗称高脂血症。实际上血脂异常也泛指包括低 HDL-C 血症在内的各种血脂异常。从实用角度出发，血脂异常可进行简易的临床分类：高低密度脂蛋白胆固醇血症、高 TG 血症、混合型高脂血症、低 HDL-C 血症。

（2）血脂合适水平和异常切点

血脂异常的主要危害是增加动脉粥样硬化性心血管疾病（atherosclerotic cardiovascular disease，ASCVD）的发病危险。基于国内长期观察性研究结果，《中国成人血脂异常防治指南（2016 年修订版）》推荐了中国 ASCVD 一级预防人群血脂合适水平和异常分层标准：① LDL-C：理想水平＜ 2.6mmol/L；合适水平＜ 3.4mmol/L；边缘升高 3.4 ～ 4.1mmol/L；升高≥ 4.1mmol/L。② TC：合适水平＜ 5.2mmol/L；边缘升高 5.2 ～ 6.2mmol/L；升高≥ 6.2mmol/L。

（3）血脂异常患病率情况

近 30 年来，中国人群的血脂水平逐步升高，血脂异常患病率明显增加。

2010 年中国慢性病监测研究报告了中国 31 省（市、自治区）≥ 18 岁人群的血清 TC、TG 水平，均较 2002 年明显增高。TC 水平男性为 4.06mmol/L，女性为 4.03mmol/L；TG 水平男性为 1.45mmol/L，女性为 1.21mmol/L。TC ≥ 6.22mmol/L 的患病率男性为 3.4%，女性为 3.2%，城市高于农村，东部高于中、西部地区；男性 45 ～ 59 岁和女性≥ 60 岁年龄组高胆固醇血症患病率最高。TG ≥ 2.26mmol/L 的患病率男性为 13.8%，女性为 8.6%。

2012 年全国调查结果显示，成人血清总胆固醇（total cholesterol，TC）平均为 4.50mmol/L，高胆固醇血症的患病率 4.9%；三酯甘油（triglyceride，TG）平均为 1.38mmol/L，高 TG 血症的患病率 13.1%；高密度脂蛋白胆固醇（high-density lipoprotein cholesterol，HDL-C）平均为 1.19mmol/L，低 HDL-C 血症的患病率 33.9%。中国成人血脂异常总体患病率高达 40.40%，较 2002 年大幅上升。人群血清胆固醇水平的升高将导致 2010—2030 年中国心血管病事件约增加 920 万。

2014 年的一项 Meta 分析，纳入 2003—2013 年 14 项研究，估算 18 岁以上人群中 TC 升高的患病率为 7.9%，LDL-C 升高的患病率为 7.6%，TG 升高的患病率为 13.7%，HDL-C 降低的患病率为 11.0%。

（4）血糖、血脂达标控制状况不佳

成年糖尿病患者在临床诊治中，血糖、血脂和血压控制均达标的比例仍然较低。2010 年中国非传染病监测项目在 31 个省，162 个中心，18 岁以上人群中抽样调查 98658 人，不同血糖状况人群中血脂异常知晓率、治疗率、控制率为：血糖正常者血脂异常患病率为 47.2%、知晓率为 5.4%、治疗率为 2.3%、控制率为 20.1%；糖尿病前期者血脂异常患病率为 51.5%、知晓率为 8.3%、治疗率为 3.7%、控制率为 15.6%；新诊断糖尿病者血脂异常患病率为 63.2%、知晓率为 12.8%、治疗率为 5.4%、控制率为 9.5%；既往诊断糖尿病者血脂异常患病率为 70.0%、知晓率为 33.9%、治疗率为 18.9%、控制率为 15.9%。2011 年中国血脂异常患者管理和胆固醇达标情况调查显示，39% 的血脂异常患者接受降脂治疗，其中大多数使用他汀类药物。LDL-C 的达标率为 25.8%，心血管危险分层为高危和极高危者达标率分别为 19.9% 和 21.1%。2012 年血脂异常国际研究 – 中国（DYSIS-China），住院患者的他汀治疗率为 88.9%。接受降脂药物治疗的患者，38.5% 未达到 LDL-C 目标值，且心血管病危险分层较高组不达标率较高。3B 研究（blood glucose，blood pressure，and blood lipids）为多中心横断面研究，共入选 104 家医院的 2 型糖尿病患者 25 817 例。平均年龄 62.6 岁，47% 为男性，72% 的患者合并高血压和（或）血脂异常；平均 HbA1c 是 7.6%。合并糖尿病、高血压和血脂异常的患者报告的心血管病病史是仅有糖尿病者的 6 倍。分别有 47.7%、28.4%、36.1% 的患者血糖（HbA1c ＜ 7%）、血压（收缩压＜ 130mmHg 和舒张压＜ 80mmHg）和血脂（TC ＜ 4.5mmol/L）达标。但只有 5.6% 的患者这三项指标都达标。较低的 BMI（< 24kg/m²）、不吸烟或饮酒、较高的文化程度、糖尿病病程小于 5 年是较好的心血管危险控制的独立预测因素。

成年人对血脂异常的危害和控制仍需进一步改善。2007—2008 年中国糖尿病和代谢异常研究发现，20 岁以上人群总胆固醇（TC）≥ 6.22mmol/L 的男、女患病率分别为 8.7% 和 9.3%。其中知晓率分别为 27.6% 和 20.7%，治疗率（使用药物）分别为 21.4% 和 14.0%，控制率（TC < 6.22mmol/L）分别为 18.3%（占 88.1%）和 11.2%（占 78.4%）。关于低密度脂蛋白胆固醇（LDL-C）> 3.37mmol/L 的男、女患病率分别为 20.2% 和 20.7%。其中知晓率分别为 16.6% 和 12.8%，治疗率（使用药物）分别为 9.6% 和 6.4%，控制率（LDL-C < 3.37mmol/L）分别为 6.6%（占 68.8%）和 4.1%（占 64.1%）。

（5）血脂异常管理建议

冠心病及其等危症均是高危因素，后者包括有临床表现的冠状动脉以外动脉的动脉粥样硬化（如缺血性脑卒中、周围动脉疾病、腹主动脉瘤和症状性颈动脉病等），以及糖尿病等。调脂治疗需设定目标值：极高危者 LDL-C < 1.8mmol/L；高危者 LDL-C < 2.6mmol/L；中危和低危者 LDL-C < 3.4mmol/L。LDL-C 基线值较高不能达目标值者，LDL-C 至少降低 50%。极高危患者 LDL-C 基线在目标值以内者，LDL-C 仍应降低 30% 左右。

调脂治疗可以显著降低糖尿病患者发生心血管事件的危险。糖尿病合并血脂异常主要表现为TG升高，HDL-C降低，LDL-C升高或正常。应根据心血管疾病危险程度确定LDL-C目标水平。40岁及以上糖尿病患者血清LDL-C水平应控制在2.6mmol/L（100mg/dl）以下，保持HDL-C目标值在1.0mmol/L（40mg/dl）以上。糖尿病患者血脂异常的处理原则按照ASCVD危险评估进行危险分层干预管理。根据血脂异常特点，首选他汀类药物治疗，如合并高TG伴或不伴低HDL-C者，可采用他汀类与贝特类药物联合应用。

参考文献

1. Martinovic A B，Zdravkovic A.[A mass survey of diabetes mellitus in a population of 300，000 in 14 provinces and municipalities in China （author's transl）]. Zhonghua Nei Ke Za Zhi，1981，20（11）：678-683.

2. Pan X R，Yang W Y，Li G W，et al.Prevalence of diabetes and its risk factors in China，1994. National Diabetes Prevention and Control Cooperative Group.Diabetes Care，1997，20（11）：1664-1669.

3. Gu D，Reynolds K，Duan X，et al.Prevalence of diabetes and impaired fasting glucose in the Chinese adult population：International Collaborative Study of Cardiovascular Disease in Asia （InterASIA）.Diabetologia，2003，46（9）：1190-1198.

4. Yang W，Lu J，Weng J，et al.Prevalence of diabetes among men and women in

China. N Engl J Med，2010，362（12）：1090-1101.

5. Xu Y，Wang L，He J，et al.Prevalence and control of diabetes in Chinese adults.JAMA，2013，310（9）：948-959.

6. Wang L，Gao P，Zhang M，et al.Prevalence and Ethnic Pattern of Diabetes and Prediabetes in China in 2013.JAMA，2017，317（24）：2515-2523.

7. Hu D Y，Pan C Y，Yu J M，et al.The relationship between coronary artery disease and abnormal glucose regulation in China：the China Heart Survey.Eur Heart J，2006，27（21）：2573-2579.

8. 卫生部统计信息中心 .2008 中国卫生服务调查研究：第四次家庭健康询问调查分析报告 . 北京：中国协和医科大学出版社，2009.

9. 国家卫生和计划生育委员会 . 中国卫生和计划生育统计年鉴 2015. 北京：中国协和医科大学出版社，2015.

10. Li G，Zhang P，Wang J，et al.The long-term effect of lifestyle interventions to prevent diabetes in the China Da Qing Diabetes Prevention Study：a 20-year follow-up study.Lancet，2008，371（9626）：1783-1789.

11. Li G，Zhang P，Wang J，et al.Cardiovascular mortality，all-cause mortality，and diabetes incidence after lifestyle intervention for people with impaired glucose tolerance in the Da Qing Diabetes Prevention Study：a 23-year follow-up study.Lancet Diabetes Endocrinol，2014，2（6）：474-480.

12. An Y，Zhang P，Wang J，et al.Cardiovascular and All-Cause Mortality Over a 23-Year Period Among Chinese With Newly Diagnosed Diabetes in the Da Qing IGT and Diabetes Study. Diabetes Care，2015，38（7）：1365-1371.

13. 李剑虹，米生权，李镒冲，等 . 2010 年我国成年人血脂水平及分布特征 . 中华预防医学杂志，2012，46（7）：607-612.

14. 国家卫生和计划生育委员会疾病预防控制局 . 中国居民营养与慢性病状况报告（2015 年）. 北京：人民卫生出版社，2015.

15. Moran A，Gu D，Zhao D，et al. Future cardiovascular disease in china：markov model and risk factor scenario projections from the coronary heart disease policy model-china. Circ Cardiovasc Qual Outcomes，2010，3（3）：243-252.

16. Huang Y，Gao L，Xie X，et al.Epidemiology of dyslipidemia in Chinese adults：meta-analysis of prevalence，awareness，treatment，and control.Popul Health Metr，2014，12（1）：28.

17. Ji L，Hu D，Pan C，et al.Primacy of the 3B approach to control risk factors for cardiovascular disease in type 2 diabetes patients.Am J Med，2013，126（10）：925. e11-e22.

18. Yang W，Xiao J，Yang Z，et al.Serum lipids and lipoproteins in Chinese men and women. Circulation，2012，125（18）：2212-1121.

19. Wang T，Xu Y，Xu M，et al.Awareness，treatment and control of cardiometabolic disorders in Chinese adults with diabetes：a national representative population study. Cardiovasc Diabetol，2015，14：28.

20. Gao F，Zhou Y J，Hu D Y，et al.Contemporary management and attainment of cholesterol targets for patients with dyslipidemia in China.PLoS One，2013，8（4）：e47681.

21. Wang F，Ye P，Hu D，et al.Lipid-lowering therapy and lipid goal attainment in patients with metabolic syndrome in China：subgroup analysis of the Dyslipidemia International Study-China（DYSIS-China）.Atherosclerosis，2014，237（1）：99-105.

（苗艳菊　周迎生）

肥胖、2 型糖尿病和血脂异常

随着全球工业化进程的推进，肥胖已在世界范围内成为严峻的公共卫生问题。近 40 年来全球体重指数（BMI）和肥胖患病率持续升高，男性平均 BMI 由 21.7kg/m^2 升至 24.2kg/m^2，肥胖患病率由 3.2% 升至 10.8%；女性平均 BMI 由 22.1kg/m^2 升至 24.4 kg/m^2，肥胖患病率由 6.4% 升至 14.9%。由此引起糖尿病的患病率快速攀升。国际糖尿病联盟（IDF）2015 年数据显示：20 ～ 79 岁人群中糖尿病和糖耐量受损人数分别为 4.15 亿和 3.18 亿，预计到 2040 年糖尿病患病人数将达 6.42 亿。2007—2008 年，按照世界卫生组织（WHO）1999 年诊断标准，中华医学会糖尿病学分会对中国部分地区 20 岁以上人口的流行病学调查显示：中国糖尿病的患病率是 9.7%，糖尿病前期的患病率是 15.5%，糖尿病患病人数位列世界第一。不仅如此，与肥胖相关的血脂问题也日益严峻，2015 年发布的《中国居民营养与慢性病状况报告》显示：中国成人血脂异常的患病率达 40.4%，患病率和高血糖一样，较 21 世纪初有大幅度升高。

高血糖和血脂异常是动脉粥样硬化性疾病首当其冲的两个危险因素。糖尿病一直以来被认为是冠心病的“等危症”；血清胆固醇升高将致 2010—2030 年中国心血管事件增加约 920 万。国内外多部指南都特别强调了糖尿病患者调脂治疗的重要性。很多研究者也在不断探索血糖、血脂代谢异常背后是否存在关联，以及关联发生的机制。

10. 肥胖与血糖升高的发生发展

血糖是指血液中的葡萄糖浓度。人体内胰岛素、胰高糖素、生长激素、糖皮质激素等共同参与糖代谢过程，形成动态平衡，保持空腹血浆葡萄糖浓度稳定在 3.9 ～ 6.0mmol/L。WHO1999 年推荐的糖尿病诊断标准为空腹血糖≥ 7.0 mmol/L 或葡萄糖耐量试验（OGTT）2 小时≥ 11.1 mmol/L 或任意时刻血糖≥ 11.1 mmol/L。

糖尿病的发病机制迄今未能阐明，普遍的观点是在遗传易感性和环境因素的共同作用下，出现胰岛素抵抗和胰岛 β 细胞功能缺陷。肥胖归根结底是能量摄入大于能量消耗，使得脂肪过度蓄积引起的一种疾病。脂肪组织绝不仅仅是能量的储存场所，更是一个复杂的内分泌器官。它产生的脂肪细胞因子与低度炎症、脂肪代谢异常、胰岛素抵抗、糖代谢异常存在密切联系。

（1）肥胖与胰岛素抵抗

肥胖时，白色脂肪组织中的巨噬细胞产生脂肪细胞因子促进脂肪分解，使得血液中游离脂肪酸（FFA）增多。FFA 在脂酰辅酶 A 的作用下产生二酯酰甘油（DAG）。动物实验发现肌细胞内 DAG 含量增加，可导致蛋白激酶 θ（PKC θ）激活持续受到抑制，进而使胰岛素受体底物 -1（IRS-1）磷酸化受限，相应的胰岛素信号传导通路中磷脂酰肌醇 3 激酶（PI3K）激活受损，最终结果是肌肉组织对葡萄糖摄取利用障碍，发生肌肉组织的胰岛素抵抗。在肝脏内，一方面，DAG 激活 PKC θ，使得肝细胞的胰岛素信号通路受损，限制了胰岛素介导的肝糖原合成；另一方面，FFA 增加乙酰辅酶 A 水平，激活丙酮酸羧化酶，使得糖异生增加。

（2）肥胖与胰岛细胞功能减退

为了代偿胰岛素抵抗，肥胖的非糖尿病患者，胰岛量可增加 20% ～ 50%，肥胖者血浆胰岛素水平较非肥胖者升高 2 ～ 3 倍，当胰岛素分泌失代偿后，血糖逐渐升高。高血糖时，大量葡萄糖不能在细胞内及时进行糖酵解，激活葡萄糖的旁路代谢（如氨基己糖旁路、山梨醇旁路等），激活蛋白激酶 C，导致细胞内活性氧簇（ROS）增多，产生氧化应激，使 β 细胞功能受损。游离脂肪酸可以使 β 细胞中脂酰辅酶 A 水平升高，促使神经酰胺增加，诱导一氧化氮合成酶产生一氧化氮毒性，促进 β 细胞的凋亡。对比肥胖患者门静脉和桡动脉血中脂肪细胞因子的浓度，发现前者白介素 -6 和瘦素水平较后者分别增加 50% 和降低 20%，同时 IL-6 与循环血中 CRP 水平相关。炎症因子和低度炎症与 β 细胞功能损伤关系密切。

（3）肥胖是 2 型糖尿病的重要危险因素

始于 1976 年的护士健康研究先后纳入 20 多万女性护士为研究对象，历时 40 年。研究结果明确显示肥胖是糖尿病的危险因素。BMI ≥ 35kg/m^2 较 BMI ＜ 22kg/m^2 组经年龄校正后的 *RR* 值为 93.2，即使 BMI 在正常高限的 23 ～ 23.9 kg/m^2，其糖尿病风险较 BMI ＜ 22kg/m^2 组也增加了 3.6 倍。弗莱明翰后代研究也证实父母糖尿病史和肥胖是 2 型糖尿病最重要的风险预测因素，BMI 在 25 ～ 29.9kg/m^2 和 BMI ≥ 30 kg/m^2 较 BMI ＜ 25kg/m^2 组 2 型糖尿病风险显著增加，*OR* 值分别是 2.35（1.39 ～ 3.96）和 6.41（3.85 ～ 10.65）。

另一来自芬兰的一项前瞻性研究在平均随访 6 年后，研究对象有 6% 发生 2 型糖尿病，其中同样是阴性糖尿病家族史，同样是基线 FPG ＜ 5.6mmol/L，BMI ≥ 30kg/m^2 和 BMI ＜ 30kg/m^2 组糖尿病的发病率分别是 7% 和 1%。以糖尿病家族史、FPG ＞ 5.6mmol/L 和 BMI ≥ 30kg/m^2 联合预测是否发生糖尿病的临床价值不劣于 OGTT 试验证实的 IFG 或 IGT，但显而易见比 OGTT 更经济便捷。该研究还显示出在新发糖尿病人群有中等程度的胰岛素抵抗（HOMAIR= 空腹胰岛素 × 空腹血糖 /22.5）和显著的胰岛功能的衰退（胰岛素分泌指数 = △ I30/ △ G30）。正是基于很多临床研究证据，ADA 推荐对有至少一项糖尿病危险因素，BMI ≥ 25kg/m^2 的无症状人群进行糖尿病筛查。虽然 BMI 不能预测糖尿病的发生，但不失为判断是否存在糖尿病危险因素的一个有实践意义的初筛工具。研究显示如果以 BMI ≥ 25kg/m^2 而不是以 BMI ≥ 23kg/m^2 为切点，对亚裔美籍人而言，这个初筛工具的敏感性下降，会导致超过 1/3 的亚裔人无法识别无症状糖尿病。

11. 肥胖与血脂异常的发生发展

血脂是血浆中游离脂肪酸（FFA）、三酰甘油（TG）、胆固醇（TC）和类脂（磷脂等）的总称，血脂本身不溶于水，需与载脂蛋白结合形成脂蛋白才可在血液中运输，最终被组织利用。脂蛋白可分为：乳糜微粒（CM）、极低密度脂蛋白（VLDL）、中间密度脂蛋白（IDL）、低密度脂蛋白（LDL）、高密度脂蛋白（HDL）和脂蛋白 a［LP（a）］。

血脂异常可分为原发性和继发性。继发性血脂异常可见于甲状腺功能减低、肾病综合征等系统性疾病。大部分原发性血脂异常病因未明，一般认为是遗传因素和环境因素共同作用的结果。研究发现，*ABCA1* 基因功能缺失性突变可引起 TC 浓度改变及胰岛素分泌障碍。基于孟德尔随机化研究显示羟甲基戊二酸单酰辅酶 A 还原酶基因与 2 型糖尿病风险相关，Meta 分析显示，他汀治疗可增加 2 型糖尿病发病风险。其机制可能与他汀直接影响胰岛细胞分泌胰岛素、减少靶细胞内葡萄糖转运蛋白 4（GLUT-4）向细胞膜的移位、减弱胰岛细胞内信号传导等有关。

基础研究发现脂肪组织产生的脂肪细胞因子与血脂也有密切的关系。酰化刺激蛋白（ASP）可增加脂肪细胞对葡萄糖的摄取，激活二酯酰甘油酰基转移酶（DGAT），阻断激素敏感脂酶（HSL）从而促进三酰甘油的合成。人群研究发现，在校正了性别、体脂含量和胰岛素敏感性后，脂联素水平与TG负相关，与HDL正相关，具有抗动脉粥样硬化的作用。肌肉组织胰岛素抵抗时，不被摄取利用的葡萄糖转而被运输至肝脏重新开始脂肪合成，结果就是肝脏合成三酯甘油增多和HDL的下降。

弗莱明翰后代研究中发现经年龄校正后，BMI与TG、TC、VLDL、LDL呈显著线性正相关，与HDL呈线性负相关。2007—2008年中国糖尿病和代谢性疾病研究显示，中国20岁以上人口经年龄和性别标化后，平均TC、HDL、LDL、TG水平分别是4.72 mmol/L、1.30 mmol/L、2.68 mmol/L和1.57mmol/L。按BMI＜25，25～29和≥30kg/m^{2}分层，随着BMI的增加TC、TG和LDL水平递增，HDL下降，在校正了其他因素后，BMI和TC、LDL-C、TG显著正相关，与HDL负相关。另一项前瞻性队列研究旨在探索致动脉粥样硬化性血脂异常的影响因素。致动脉粥样硬化性血脂异常定义为HDL男性＜40mg/dL（1.03mmol/L），女性＜50mg/dL（1.29mmol/L）或TG≥150mg/dL（1.69mmol/L）或非HDL胆固醇≥160mg/dL（4.14mmol/L，非HDL胆固醇等于总胆固醇减去HDL）。研究发现，基线BMI与5年后HDL水平负相关，与TG和非HDL胆固醇水平正相关，尤其是内脏脂肪增加是未来发生致动脉粥样硬化性血脂异常的独立预测因子。作者分析其可能的原因有内脏脂肪组织较皮下脂肪组织更易发生 β- 肾上腺素能受体的激活而增加脂肪分解，脂肪分解使得循环中 FFA 水平增加。

12. 肥胖及其相关的糖尿病和血脂异常治疗策略

WHO2010 年非传染性疾病状况报告显示每年由肥胖导致的死亡人数高达 280 万，面对这一严峻的困难和挑战，WHO 防控非传染性疾病全球行动计划 2013—2020 年制定的目标是：2010—2025 年肥胖的患病率不再增加。肥胖及其相关的糖尿病和血脂异常治疗的核心目标就是减少其带来的心脑血管疾病的发生和死亡风险。围绕这一目标，各国的研究者实施了不同角度、不同策略的干预措施。

（1）非药物治疗

饮食、运动等生活方式的治疗是肥胖、糖尿病和血脂异常治疗的基础。Steven 等研究了极低热卡摄入（624 ～ 700kcal/d）对 2 型糖尿病患者糖脂代谢的影响，发现其可以降低体重，改善胰岛素抵抗和第一时相胰岛素分泌，减少 HbAlc，使肝脏产生 VLDL 和 TG 量减少 20%。尽管如此，极低热卡饮食因为难以依从所以无法推广。有证据表明，包括全谷类食物、蔬菜、水果、鱼类和橄榄油等的地中海饮食模式可以改善胰岛素抵抗，降低腰围、空腹血糖和三酰甘油，升高 HDL 而备受推崇。

那么生活方式治疗能否替代药物并最终减少心血管不良事件呢？美国 16 个中心 5145 名超重或肥胖的 2 型糖尿病患者，予以强化生活方式干预：包括减少热卡摄入，每日 1200 ～ 1800kcal，其中脂肪供能不超过 30%；增加体育锻炼，每周不少于 175 分钟中等强度锻炼；目标是体重下降达到 7%。对照组仅予以糖尿病教育和咨询。该研究在随访中位数 9.6 年后提前终止，因为两组在体重、腰围、HbA1c 的改善上确有显著差异，但 LDL 和心血管病死率、非致死性心梗、非致死性卒中和心绞痛住院事件均无显著差异。中国的大庆研究对糖耐量异常人群的强化生活方式干预 6 年后，糖尿病发病下降 51%，其后随访 20 年后仍有 43% 的下降，但心血管事件、心血管相关病死率依然没有差异。来自英国的前瞻性队列研究纳入 4000 多名研究对象，年龄 39 ～ 62 岁，其中 72% 为男性。平均随访 11.3 年后，人群的平均 LDL 水平由 4.38mmol/L 降至 3.52mmol/L，多因素分析显示降脂药物、健康饮食和规律运动对 LDL 的下降均有意义，但对 LDL 下降的贡献率不同，分别是 29.4%、0.5% 和 0.3%。这也解释了为什么单纯饮食、运动治疗不能降低心血管事件及其病死率。

（2）药物治疗

自 20 世纪 60 年代，流行病学研究发现冠心病的发生发展与胆固醇的升高相关，半个世纪来，冠心病危险因素的探索和干预研究不断涌现。现已证实 LDL-C 是心血管疾病的首要元凶。他汀类药物可以降低 TC 和 LDL-C；逆转动脉粥样硬化的进展；

改善心血管疾病的发病率、病死率和患者的全因病死率，成为心血管疾病防治的基石。血脂异常国际研究（DYSIS）中国数据显示，中国心血管疾病高危和极高危患者 LDL-C 达标率仅分别为 54.8% 和 39.7%。单纯依赖他汀剂量加倍降胆固醇的疗效仅能增加约 6%，而且伴随他汀剂量增加，肝酶、肌病或横纹肌溶解相关不良反应相应增多。2014 年公布的 IMPROVE-IT 试验是降脂治疗的又一里程碑式研究。该研究对象是急性冠状动脉综合征患者，辛伐他汀联合依折麦布组较辛伐他汀组平均 LDL-C 水平进一步降低 23%，主要终点事件发生率降低 6.4%；两组间不良事件发生率无显著差异。2015 年发布的 PRECISE-IVUS 研究以急性冠状动脉综合征或稳定性冠心病患者为研究对象，同样发现他汀联合依折麦布可以更显著地降低 LDL-C 水平、提高 LDL-C 达标率、更有效地逆转冠状动脉斑块。而 2010 年瑞典斯德哥尔摩胆固醇试验共同研究组（CTT）研究表明 LDL-C 每降低 1mmol/L，心血管事件可下降 20%。正是基于这些循证医学证据，2017 年美国 ADA 对糖尿病患者心血管疾病防治中血脂的治疗建议如下（表 1，表 2）：

表 1　2017 年 ADA 对 2 型糖尿病并血脂异常处理建议

年龄	危险因素	推荐他汀治疗强度
＜ 40 岁	无	无
	有 ASCVD 危险因素	中等或高强度
	有 ASCVD	高强度

续表

年龄	危险因素	推荐他汀治疗强度
40 ～ 75 岁	无	中等强度
	有 ASCVD 危险因素	高强度
	有 ASCVD	高强度
	ACS+LDL ≥ 1.3mmol/L 或 ASCVD 患者不能耐受高强度他汀	中等强度联合依折麦布
＞ 75 岁	无	中等强度
	有 ASCVD 危险因素	中等强度或高强度
	有 ASCVD	高强度
	ACS ＋ LDL ≥ 1.3mmol/L 或 ASCVD 患者不能耐受高强度他汀	中等强度联合依折麦布

注：①药物治疗应以生活方式治疗为基础。② ASCVD 危险因素包括：LDL-C ≥ 2.6mmol/L、高血压、吸烟、慢性肾脏病、蛋白尿、早发 ASCVD 家族史。

表 2　2017 年 ADA 推荐他汀治疗剂量

高强度他汀治疗	中等强度他汀治疗
降低 LDL-C ≥ 50%	降低 LDL-C30% ～ 50%
阿托伐他汀 40 ～ 80mg	阿托伐他汀 10 ～ 20mg
瑞舒伐他汀 20 ～ 40mg	瑞舒伐他汀 5 ～ 10mg
	辛伐他汀 20 ～ 40mg
	普伐他汀 40 ～ 80mg
	洛伐他汀 40mg
	缓释氟伐他汀 80mg
	匹伐他汀 2 ～ 4mg

注：以上均为每日剂量。

降糖药物方面，除了疗效与不良反应外，药物治疗是否带来心血管疾病获益受到广泛关注。Leader 研究是一项针对利拉鲁肽的随机、双盲、安慰剂对照试验。9340 名患者基线糖尿病病程 12.8 年，HbA1c 8.7%，平均随访 3.8 年，结果显示治疗组心血管病死率、非致死性心梗、非致死性卒中及全因病死率均低于对照组。

一项随机双盲、安慰剂对照，针对 DPP- Ⅳ抑制剂西格列汀非劣效性的研究，以 *RR* 值 1.3 作为判断界限，共纳入 14 671 名患者，平均随访 3 年，未发现其劣效性，表明在 2 型糖尿病合并冠心病患者中加用西格列汀不增加不良心血管事件的发生。同样，在阿格列汀非劣效性的研究也没有发现其增加主要不良心血管事件的发生。对沙格列汀的心血管安全性研究共纳入 16 492 名患者，他们或有心血管疾病史，或存在心血管疾病危险因素，平均随访 2.1 年，也没有发现其心血管死亡、心梗和缺血性卒中增加。另一种新型口服降糖药物，钠 / 葡萄糖转运体 2，依帕列净较安慰剂组相比心血管病死率、心衰住院事件和全因病死率分别下降 38%、35% 和 32%。

（3）减重手术

除药物治疗外，减重手术为肥胖的 2 型糖尿病患者开辟了新的治疗路径，但应严格审慎掌握指征和防控手术并发症。瑞典肥胖者研究纳入了 2000 多名实施减重手术的肥胖患者，2 型糖尿病 2 年、10 年缓解率分别为 72%、36%，无糖尿病者新发糖尿病风险在 2 年、10 年、15 年分别下降 96%、84%、78%。美国犹他州肥胖者研究纳入 7000 余名肥胖患者，研究显示平均随访 7.1 年后，心血管疾病发病率、全因病死率和糖尿病相关病死率分别下降 42%、40% 和 92%。基于这些证据，2013 版《中国 2 型糖尿病防治指南》认可减重手术是肥胖的 2 型糖尿病患者治疗手段之一，并鼓励多专业协作，共同做好减重手术患者的管理。

关注肥胖及其相关的血糖和血脂异常，除了因其患病率逐年攀升，更主要的是其共同作用导致的心脑血管危害，给人们的健康和社会经济带来沉重的负担。只有在病因上不断探索，有的放矢，多管齐下，才能有效控制，但要达到这个目标，我们要走的路还很长。

参考文献

1. NCD Risk Factor Collaboration（NCD-RisC）.Trends in adult body-mass index in 200 countries from 1975 to 2014：a pooled analysis of 1698 population-based measurement studies with 19.2 million participants. Lancet，2016，387（10026）：1377-1396.

2. Moran A，Gu D，Zhao D，et al.Future cardiovascular disease in China：markov model and risk factor scenario projections from the coronary heart disease policy model-China.Circ Cardiovasc Qual Outcomes，2010，3（3）：243-252.

3. 葛均波，徐永健 . 内科学，8 版 . 北京：人民卫生出版社，2014.

4. Yu C，Chen Y，Cline G W，et al.Mechanism by which fatty acids inhibit insulin activation of insulin receptor substrate-1 (IRS-1) -associated phosphatidylinositol 3-kinase activity in muscle.J Biol Chem，2002，277（52）：50230-50236.

5. Samuel V T，Liu Z X，Wang A，et al.Inhibition of protein kinase Cepsilon prevents hepatic insulin resistance in nonalcoholic fatty liver disease.J Clin Invest，2007，117（3）：739-745.

6. Saisho Y，Butler A E，Manesso E，et al. β-Cell mass and turnover in humans：effects of obesity and aging.Diabetes Care，2013，36（1）：111-117.

7. Polonsky K S，Given B D，Van Cauter E.Twenty-four-hour profiles and pulsatile patterns of insulin secretion in normal and obese subjects.J Clin Invest，1988，81（2）：442-448.

8. 陈名道 . 胰岛 β 细胞的“糖毒性”、“脂毒性”与“糖脂毒性”. 中华内分泌代谢杂志，2009，25（1）：5-8.

9. Fontana L，Eagon J C，Trujillo M E，et al.Visceral fat adipokine secretion is associated with systemic inflammation in obese humans.Diabetes，2007，56（4）：1010-1013.

10. Hruby A，Manson J E，Qi L，et al.Determinants and Consequences of Obesity. Am J Public Health，2016，106（9）：1656-1662.

11. Wilson P W，Meigs J B，Sullivan L，et al.Prediction of incident diabetes mellitus in middle-aged adults：the Framingham Offspring Study.Arch Intern Med，2007，167（10）：1068-1074.

12. Lyssenko V，Almgren P，Anevski D，et al.Predictors of and longitudinal

changes in insulin sensitivity and secretion preceding onset of type 2 diabetes.Diabetes，2005，54（1）：166-174.

13. Araneta M R，Kanaya A M，Hsu W C，et al.Optimum BMI cut points to screen Asian Americans for type 2 diabetes.Diabetes Care，2015，38（5）：814-820.

14. Vergeer M，Brunham L R，Koetsveld J，et al.Carriers of loss-of-function mutations in ABCA1 display pancreatic beta-cell dysfunction.Diabetes Care，2010，33（4）：869-874.

15. Swerdlow D I，Preiss D，Kuchenbaecker K B，et al.HMG-coenzyme A reductase inhibition，type 2 diabetes，and bodyweight：evidence from genetic analysis and randomised trials.Lancet，2015，385（9965）：351-361.

16. Brault M，Ray J，Gomez Y H，et al.Statin treatment and new-onset diabetes：a review of proposed mechanisms.Metabolism，2014，63（6）：735-745.

17. Tschritter O，Fritsche A，Thamer C，et al.Plasma adiponectin concentrations predict insulin sensitivity of both glucose and lipid metabolism.Diabetes，2003，52（2）：239-243.

18. Lamon-Fava S，Wilson P W，Schaefer E J. Body mass index and coronary heart disease risk factors in men and women：the Framingham Offspring Study. Arterioscler Thromb Vasc Biol，1996，16（12）：1509-1515.

19. Yang W，Xiao J，Yang Z，et al.Serum Lipids and Lipoproteins in Chinese Men and Women.Circulation，2012，125（18）：2212-2221.

20. Hwang Y C，Fujimoto W Y，Hayashi T，et al.Increased Visceral Adipose Tissue Is an Independent Predictor for Future Development of Atherogenic Dyslipidemia.

J Clin Endocrinol Metab，2016，101（2）：678-685.

21. Neeland I J，Ayers C R，Rohatgi A K，et al.Associations of visceral and abdominal subcutaneous adipose tissue with markers of cardiac and metabolic risk in obese adults.Obesity（Silver Spring），2013，21（9）：E439-E447.

22. World Health Organization.Global action plan for the prevention and control of noncommunicable diseases 2013-2020.Geneva：WHO，2013.

23. Steven S，Hollingsworth K G，Al-Mrabeh A，et al.Very Low-Calorie Diet and 6 Months of Weight Stability in Type 2 Diabetes：Pathophysiological Changes in Responders and Nonresponders.Diabetes Care，2016，39（5）：808-815.

24. Rumawas M E，Meigs J B，Dwyer J T，et al.Mediterranean-style dietary pattern，reduced risk of metabolic syndrome traits，and incidence in the Framingham Offspring Cohor.Am J Clin Nutr，2009，90（6）：1608-1614.

25. Look AHEAD Research Group，Wing R R，Bolin P，et al.Cardiovascular effects of intensive lifestyle intervention in type 2 diabetes.N Engl J Med，2013，369（2）：145-154.

26. Li G，Zhang P，Wang J，et al.The long-term effect of lifestyle interventions to prevent diabetes in the China Da Qing Diabetes Prevention Study：a 20-year follow-up study.Lancet，2008，371（9626）：1783-1789.

27. Bouillon K，Singh-Manoux A，Jokela M，et al.Decline in low-density lipoprotein cholesterol concentration：lipid-lowering drugs，diet，or physical activity? Evidence from the Whitehall II study.Heart，2011，97（11）：923-930.

28. Cannon C P，Blazing M A，Giugliano R P，et al.Ezetimibe added to statin therapy after acute coronary syndromes.N Engl J Med，2015，372（25）：2387-2397.

29. Tsujita K，Sugiyama S，Sumida H，et al.Impact of dual lipid-lowering stratey with ezetimibe and atorvastatin on coronary plaque regression in patients with percutaneous coronary intervention：the multicenter randomized controlled PRECISE-IVUS Trial.J Am Coll Cardiol，2015，66（5）：495-507.

30. American Diabetes Association.Standards of Medical Care in Diabetes-2017. Diabetes Care，2017.

31. Álvarez-Villalobos N A，Treviño-Alvarez A M，González-González J G.Liraglutide and Cardiovascular Outcomes in Type 2 Diabetes.N Engl J Med，2016，375（18）：1797-1798.

32. Gren J B，Bethel M A，Armstrong P W，et al.Effect of Sitagliptin on Cardiovascular Outcomes in Type 2 Diabetes.N Engl J Med，2015，373（3）：232-242.

33. Zannad F，Cannon C P，Cushman W C，et al.Heart failure and mortality outcomes in patients with type 2 diabetes taking alogliptin versus placebo in EXAMINE：a multicentre，randomised，double-blind trial.Lancet，2015，385（9982）：2067-2076.

34. Scirica B M，Bhatt D L，Braunwald E，et al.Saxagliptin and cardiovascular outcomes in patients with type 2 diabetes mellitus.N Engl J Med，2013，369（14）：1317-1326.

35. Zinman B，Wanner C，Lachin J M，et al.Empagliflozin，Cardiovascular Outcomes，and Mortality in Type 2 Diabetes.N Engl J Med，2015，373（22）：2117-2128.

36. Arterburn D E，Courcoulas A P. Bariatric surgery for obesity and metabolic conditions in adults.BMJ，2014，349：g3961.

（陈 静 周迎生）

降糖药物与心血管安全性获益问题

2 型糖尿病是以高血糖为特点的多种病理生理异常，是一种慢性进展性疾病，随病程延长，临床上通常需要应用多种降糖药物降低或者维持血浆葡萄糖水平达标。研究显示，2 型糖尿病患者大血管并发症的发生风险显著增加，与血糖正常人群相比较，糖尿病患者心脏病和卒中的发生风险增加 2 ～ 3 倍。因此治疗时选择不增加，甚至能降低心血管风险、减少心血管疾病发病率和病死率的降糖药。通过回顾目前口服（双胍类、磺脲类、格列奈类、噻唑烷二酮类、DPP-4 抑制剂、SGLT2 抑制剂和 α 糖苷酶抑制剂）及注射（GLP-1 受体激动剂和胰岛素）降糖药物已被确认对心血管危险因素及心血管结局的影响，评价不同降糖药物的心血管安全性及其心血管获益。

13. 2 型糖尿病的病理生理及自然病程

2 型糖尿病是一种多种病理生理异常同时并存的全身性疾

病。在疾病的早期阶段，表现为肌肉和肝脏对胰岛素不同程度的抵抗、胰岛β细胞对葡萄糖敏感性受损、胰岛素分泌增加；随时间进展，胰岛β细胞不能分泌足够的胰岛素以抵消胰岛素抵抗，血糖正常个体进展为IGT及随后的显性糖尿病，疾病后期常表现为胰岛β细胞功能衰竭。

除上述核心的胰岛素抵抗及胰岛β细胞功能衰竭，糖尿病患者至少存在以下5个病理生理异常：①脂肪细胞胰岛素抵抗，脂解加速致使循环中FFA水平增加，毒性代谢产物沉积于肌肉、肝脏甚至胰岛β细胞，脂毒性加重肌肉和肝脏的胰岛素抵抗并促进β细胞功能衰竭；②肠促胰素作用受损；③胰高血糖素分泌增加；④肾脏葡萄糖重吸收增加；⑤脑细胞胰岛素抵抗通过改变神经递质的作用，导致食欲调节异常及体重增加。上述关于病理生理的简短概述，为临床上大多数2型糖尿病患者最终需要多种降糖药物联合应用以保持血糖稳定提供了理论依据。此外，由于糖尿病是一种进展性疾病，随着疾病的进展，确实需要加用更多的药物以维持血糖达标。

14. 心血管安全性评价

2型糖尿病患者心血管并发症风险显著增高，大血管并发症是2型糖尿病主要的并发症，80%的2型糖尿病患者死于心肌梗死和脑卒中。临床上如何评价一种药物的心血管安全性及获益？一般认为降糖药物在降低血糖的同时，不恶化已知的心血管危险因素，不加速潜在的动脉粥样硬化进程，最好能改善心血管危险因素，减少心血管发病率及病死率，这样的药物对于心血管是安全的。

15. 各种降糖药物对心血管的影响

（1）二甲双胍

二甲双胍是 ADA、EASD 和 IDF 推荐的一线降糖药物，也是世界范围内应用最广的降糖药物。该药在临床已经应用 50 余年，安全性众所周知。UKPDS 研究观察了二甲双胍对于新诊断的超重合并心血管疾病低风险 2 型糖尿病患者的影响，显示二甲双胍显著降低患者心肌梗死、冠状动脉死亡和全因死亡，降幅分别达 39%、50% 和 36%。在 UKPDS 后续 10 年的随访研究中，肥胖患者继续应用二甲双胍可进一步降低心肌梗死 33%，全因死亡 33%。然而，该项研究的患者数目偏少（n=342），同时调脂、降压及肾脏保护问题也进一步减弱了现实治疗中观察到的相关性。

许多大型数据的回顾性分析观察到二甲双胍降低心血管事件发病率，然而，其中多数研究把磺脲类药物作为对照药物，此时很难确定是磺脲类药物增加，还是二甲双胍减少心血管终点事件。一项为数不多的前瞻性研究，随机将合并 CAD 病史的 2 型糖尿病患者分为格列吡嗪组和二甲双胍组，观察到二甲双胍组复合终点事件（心血管死亡、任何原因死亡、心肌梗死、非致死性卒中、动脉血运重建）的 *HR* 为 0.59。两项关于 DM 合并 CAD 患者的回顾性研究显示，二甲双胍提高患者生存率，并且此种作用独立于血糖控制。

二甲双胍上述心血管保护效果的可能机制包括控制血糖、减少 VLDL 分泌、降低血浆 TG 水平、改善内皮功能和减少 PAI-1 水平、改善胰岛素抵抗、减轻体重等。

总之，目前的证据表明二甲双胍改善许多心血管疾病危险因素，认为二甲双胍不增加 2 型糖尿病的心血管风险，可能减少心血管疾病发病率和病死率。

（2）磺脲类药物

磺脲类药物应用于 2 型糖尿病患者已经有 60 余年，磺脲类药物通过促进胰岛 β 细胞分泌胰岛素，随之产生高胰岛素血症，从而克服肝脏和肌肉的胰岛素抵抗而降低血糖。磺脲类药物不能改善心血管疾病危险因素、增加体重、增加低血糖风险，后两种不良反应与心血管危险因素增加相关。在 ADVANCE 研究中，严重低血糖事件和显著增加的大血管事件及心血管原因导致的死亡相关。1970 年磺脲类药物与心血管病死率增加的相关性首次引起学界关注，因此 FDA 建议磺脲类药物增加相应警示标识。部分研究观察到应用磺脲类药物治疗的 2 型糖尿病患者其心血管风险确实增加。然而 UKPDS、ADVANCE 和 ACCORD 研究未发现磺脲类药物治疗的 2 型糖尿病患者心血管发病率或病死率的增加。关于磺脲类药物是否增加心血管病死率，近期的荟萃分析结果亦不一致，有研究认为不增加心血管风险。总之，关于磺脲类药物是否增加心血管风险目前尚不明确，设计严谨的前瞻性研究会有所帮助。

（3）格列奈类药物

格列奈类促胰岛素分泌剂有瑞格列奈和那格列奈，通过与胰岛β细胞上磺酰脲受体的不同部位结合，促进胰岛素快速分泌，快速降低餐后血糖。与磺脲类药物主要降低空腹血糖不同，格列奈类属于短效胰岛素促泌剂，主要降低餐后血糖，低血糖和体重增加的风险亦低于磺脲类药物。研究显示瑞格列奈和那格列奈对于经典的心血管疾病危险因素没有任何影响。

（4）噻唑烷二酮类

噻唑烷二酮类药物包括罗格列酮和吡格列酮，此类药物通过激动过氧化物酶体一增殖体活化受体γ（PPARγ），增加脂肪细胞、肝细胞及骨骼肌细胞对胰岛素的敏感性，促进胰岛素靶细胞对血糖的摄取、转运和氧化利用；同时降低血糖及游离脂肪酸的水平，还可增强葡萄糖转运子-1和葡萄糖转运子-4对葡萄糖的摄取，以降低血糖。研究提示罗格列酮增加心血管风险，尤其心肌梗死风险，2011年，FDA限制其在美国的使用，欧洲药房也撤出该药品。近期，FDA重新审查了RECORD研究，认为总体心血管风险不增加，基于此，FDA又取消了对罗格列酮的限制，但欧洲仍然未恢复该药物的使用。

噻唑烷二酮类药物作为胰岛素增敏剂，可改善骨骼、心肌、肝脏、脂肪细胞等的胰岛素敏感性，还可以作用于胰岛β细胞增大胰岛素的分泌及保护胰岛β细胞功能。吡格列酮对许多心血管危险因素发挥有益作用：①增加血浆HDL-C水平；②降低血浆TG和FFA水平；③对LDL-C水平的影响是中性的，但改变sdLDL-C的大小；④降低血压；⑤改善内皮功能；⑥减轻胰岛素抵抗；⑦减少内脏脂肪；⑧增加脂联素、减少PAI-1、CRP及TNF-α水平；⑨改善非酒精性脂肪性肝炎。罗格列酮的作用和吡格列酮相似，不同点为罗格列酮增加LDL-C和TG水平。噻唑烷二酮类药物促进肾脏钠水的重吸收，增加心功能不全风险，尤其对于存在舒张期心功能不全的患者。然而，罗格列酮增加心肌细胞胰岛素敏感性，从而对左心室功能的影响呈中性。

一个大型的前瞻性研究，观察了5238例既往有心血管事件或存在多种心血管危险因素2型糖尿病患者，发现患者心功能不全风险确实增加，但是心功能不全患者的全因病死率未见增加。在该项研究中，吡格列酮改善了若干心血管危险因素，包括HDL-C、血压和HbA1c，减少次要终点事件达16%，对于既往有卒中病史的984例患者，复发卒中风险减少47%。但该项研究的主要复合终点事件无统计学差异，亦未发现吡格列酮对于外周血管事件有影响。另有三项研究发现吡格列酮可以减慢动脉硬化性心血管疾病的解剖学进程。

对于噻唑烷二酮类药物研究的系统回顾提示，吡格列酮也许可以减慢动脉粥样硬化的进展，并降低心血管事件。

（5）DPP-4 抑制剂

DPP-4 抑制剂抑制 GLP-1、GIP 和脑钠肽等降解，呈现中等程度的降糖效果，对体重的影响呈中性。在临床试验中，未看到 DPP-4 抑制剂降低血压。一项对于各种 DPP-4 抑制剂试验的荟萃分析显示，空腹血总胆固醇轻微降低，降幅约 6mg/dl，空腹 LDL-C、HDL-C 和 TG 水平未见一致改变，而 DPP-4 抑制剂降低混合餐后血脂水平。有研究发现西格列汀降低 hsCRP 水平，改善内皮功能。动物实验中发现 DPP-4 抑制剂减少缺血 – 再灌注损伤。关于已经上市的 5 种 DPP-4 抑制剂各自的荟萃分析提示心血管事件显著减少，包括西格列汀、维格列汀、沙格列汀、阿格列汀、利格列汀。5 种 DPP-4 抑制剂的集合分析（pooled analysis）显示心血管事件显著降低。但上述研究的缺陷是皆为回顾性研究，且不是为观察 DPP-4 抑制剂对心血管影响而特别设计的。SAVOR 和 EXAMINE 研究是新近发表的以心血管事件为终点的前瞻性研究。SAVOR 研究入组了 16 492 例既往有心血管疾病史或者存在心血管疾病高风险的 T2DM 患者，随机分为对照组和沙格列汀组，中位随访时间 2.5 年，研究发现，两组患者主要及次要终点事件无显著差异，提示 DPP-4 抑制剂对心血管事件方面的影响呈中性。但沙格列汀组因为心功能不全住院的发病率显著高于对照组，EXAMINE 研究亦发现阿格列汀增加心功能不全住院风险。而 TECS 研究发现西格列汀不增加主要复合终点事件发生率，也不增加因心衰住院的风险。上述关于 DPP-4 抑制剂的前瞻性研究提示 DPP-4 总体不增加心血管事件发生率，沙格列汀和阿格列汀心功能不全发生率增加，这也许与减少脑钠肽降解有关，也许是偶然事件，需要进一步试验观察。

（6）GLP-1 受体激动剂

GLP-1 受体激动剂模仿内源性 GLP-1 的作用，通过下述方式保持血糖稳定：①刺激胰岛素分泌；②抑制胰高血糖素分泌；③直接和间接抑制内源性血糖生成；④抑制食欲；⑤通过减轻体重而增强胰岛素敏感性；⑥延缓胃排空降低餐后血糖。研究发现在心肌细胞、肾脏、血管内皮细胞和动脉平滑肌细胞上存在 GLP-1 受体，提示 GLP-1 受体激动剂可能减少心血管风险。

在动物实验中，GLP-1 受体激动剂可改善心肌细胞的胰岛素敏感性，增加心肌细胞对葡萄糖的利用，增强左室收缩力，减少心肌细胞凋亡；可促进血管内皮细胞一氧化氮（NO）释放，从而使血管舒张，减少内皮细胞炎症因子产生；还可减少血管平滑肌细胞增生，从而延缓动脉粥样硬化进展。有临床研究发现，GLP-1 受体激动剂可以提高心功能不全和心肌梗死患者的 LVEF，改善左室功能。

临床试验中，GLP-1 受体激动剂还可以改善多种心血管危险因素和代谢综合征，如减轻体重，减少内脏和皮下脂肪沉积，降低血压（收缩压 4 ～ 5mmHg，舒张压 1 ～ 2mmHg），改善血脂。已经有观察性研究和荟萃分析提示这类药物可能改善心血管转归，但目前还没有以心血管转归为主要终点的大型临床研究结果。

（7）SGLT-2 抑制剂

新型的口服降糖药，美国和欧洲已经应用于临床，此类药物通过抑制钠－葡萄糖协同转运蛋白 2，降低肾糖阈值，增加尿糖排出，从而发挥降糖作用。血糖下降及糖毒性改善，进一步提高胰岛 β 细胞功能，并减轻胰岛素抵抗。由于其独特的降糖机制，SGLT-2 抑制剂可以和所有降糖药包括胰岛素在内的合用。

SGLT-2 抑制剂对心血管危险因素亦有改善作用，包括降低血压、减轻体重、降低血尿酸水平等。SGLT-2 抑制剂降低 TG 水平，升高 LDL-C 和 HDL-C，但不改变二者比值，血脂的改变对心血管的影响尚不明确。有研究显示，达格列净治疗 DM 患者主要心血管事件复合终点（包括住院治疗和不稳定心绞痛）的 *HR* 为 0.82，提示 SGLT-2 抑制剂可能具有心血管获益，但需要更多的试验支持。

（8）α 糖苷酶抑制剂

AGIs（a-Glucosidase inhibitors，AGIs）通过抑制碳水化合物在胃肠道的分解，而延缓碳水化合物的吸收，发挥降低餐后血糖的作用。AGIs 降低空腹 TG 水平，不影响体重和血压。迄今，没有观察 AGIs 心血管安全性的长期研究。在 STOP-NIDDM 研究中，与安慰剂相比较，阿卡波糖组 IGT 患者大血管事件相对风险下降 49%，然而试验患者数量少，不能据此得出任何心血管保护的结论。ACE 试验发现阿卡波糖可能会改善没有心血管疾病

IGT 人群的心血管危险因素。

(9) 胰岛素

胰岛素的降糖效果是毋庸置疑的，在降低血糖的同时，除了体重增加和低血糖外，没有其他不良反应。正常的 HbA1c 最终预防或者延缓微血管并发症的发生发展。关于胰岛素治疗和大血管并发症关系的研究结果不一致。在 DCCT 研究中，适当的胰岛素治疗减少 1 型糖尿病的心血管事件。在 ORIGIN 和 UKPDS 的研究中未发现胰岛素治疗减少大血管并发症。另有研究认为胰岛素治疗增加心血管疾病风险。

胰岛素对血管的作用是不确定的，既可通过若干机制促进动脉粥样硬化的发展，也可抑制动脉粥样硬化的发展，其对血管的净化作用也许取决于特定的试验或生理情况。

16. 降糖药物与心血管安全性是研究关注热点

目前降糖药物的心血管安全性及获益是研究关注热点，此类研究随访时间还不够长，不足以证明其心血管获益。某种药物是否有心血管获益，针对性设计以心血管转归为主要终点的大规模 RCT 研究结果可进一步证实。综上所述，某种药物可能减少心血管危险因素，但是否能减少心血管事件，还需要结合治疗时间长短和治疗强度等因素。糖尿病患者心血管疾病的预防往往需要充分的调脂、降压、抗血小板聚集等治疗，且需要长期坚持治疗。

参考文献

1. Morrish N J，Wang S L，Stevens L K，et al.Mortality and causes of death in the WHO multinational study of vascular disease in diabetes.Diabetologia，2001，44 S2：S14-S21.

2. Inzucchi S E，Bergenstal R M，Buse J B，et al.Management of hyperglycemia in type 2 diabetes，2015：a patient-cent2red approach：Update to a position statement of the American Diabetes Association （ADA） and the European Association for the Study of Diabetes （EASD） .Diabetes Care，2015，38（1）：140-149.

3. UK Prospective Diabetes Study （UKPDS） Group.Effect of intensive blood-glucose control with metformin on complications in overweight patients with type 2 diabetes （UKPDS 34） .Lancet，1998，352（9131）：854-865.

4. Holman R R，Paul S K，Bethel M A，et al.10-year follow-up of intensive glucose control in type 2 diabetes.N Engl J Med，2008，359（15）：1577-1589.

5. Schramm T K，Gislason G H，Vaag A，et al. Mortality and cardiovascular risk associated with different insulin secretagogues compared with metformin in type 2 diabetes，with or without a previous myocardial infarction：a nationwide study. Eur Heart J，2011，32：1900-1908.

6. Evans J M，Ogston S A，Emslie-Smith A，et al. Risk of mortality and adverse cardiovascular outcomes in type 2 diabetes：a comparison of patients treated with sulfonylureas and metformin. Diabetologia，2006，49：930-936.

7. Johnson J A，Majumdar S R，Simpson S H，et al.Decreased mortality associated with the use of metformin compared with sulfonylurea monotherapy in type 2

diabetes.Diabetes Care，2002，25（12）：2244-2248.

8. Selvin E，Bolen S，Yeh H C，et al.Cardiovascular outcomes in trials of oral diabetes medications：a systematic review.Arch Intern Med，2008，168（19）：2070-2080.

9. Roumie C L，Hung A M，Greevy R A，et al.Comparative effectiveness of sulfonylurea and metformin monotherapy on cardiovascular events in type 2 diabetes mellitus：a cohort study.Ann Intern Med，2012，157（9）：601-610.

10. Jorgensen C H，Gislason G H，Andersson C，et al.Effects of oral glucoselowering drugs on long term outcomes in patients with diabetes mellitus following myocardial infarction not treated with emergent percutaneous coronary intervention-a retrospective nationwide cohort study.Cardiovasc Diabetol，2010，9：54.

11. Hung Y C，Lin C C，Wang T Y，et al.Oral hypoglycaemic agents and the development of non-fatal cardiovascular events in patients with type 2 diabetes mellitus. Diabetes Metab Res Rev，2013，29（8）：673-679.

12. Monami M，Genovese S，Mannucci E.Cardiovascular safety of sulfonylureas：a meta-analysis of randomized clinical trials.Diabetes Obes Metab，2013，15（10）：938-953.

13. Hong J，Zhang Y，Lai S，et al.Effects of metformin versus glipizide on cardiovascular outcomes in patients with type 2 diabetes and coronary artery disease. Diabetes Care，2013，36（5）：1304-1311.

14. Kao J，Tobis J，McClelland R L，et al.Relation of metformin treatment to clinical events in diabetic patients undergoing percutaneous intervention.Am J Cardiol,

2004，93（11）：1347-1350.

15. Roussel R，Travert F，Pasquet B，et al.Metformin use and mortality among patients with diabetes and atherothrombosis.Arch Intern Med，2010，170（21）：1892-1899.

16. Del Prato S，Pulizzi N.The place of sulfonylureas in the therapy for type 2 diabetes mellitus.Metabolism，2006，55（5 S1）：S20-S27.

17. Desouza C V，Bolli G B，Fonseca V.Hypoglycemia，diabetes，and cardiovascular events.Diabetes Care，2010，33（6）：1389-1394.

18. Calle E E，Thun M J，Petrelli J M，et al.Body-mass index and mortality in a prospective cohort of U.S.adults.N Engl J Med，1999，341（15）：1097-1105.

19. Zoungas S，Patel A，Chalmers J，et al.Severe hypoglycemia and risks of vascular events and death.N Engl J Med，2010，363（15）：1410-1418.

20. Meinert C L，Knatterud G L，Prout T E，et al.A study of the effects of hypoglycemic agents on vascular complications in patients with adult-onset diabetes.II. Mortality results.Diabetes，1970，19（S）：789-830.

21. Katakami N，Yamasaki Y，Hayaishi-Okano R，et al.Metformin or gliclazide，rather than glibenclamide，attenuate progression of carotid intima-media thickness in subjects with type 2 diabetes.Diabetologia，2004，47：1906-1913.

22. UK Prospective Diabetes Study （UKPDS）Group. Intensive blood-glucose control with sulphonylureas or insulin compared with conventional treatment and risk of complications in patients with type 2 diabetes （UKPDS 33）. Lancet，1998，352：837-853.

23. ADVANCE Collaborative Group，Patel A，MacMahon S，et al.Intensive blood glucose control and vascular outcomes in patients with type 2 diabetes.N Engl J Med，2008，358：2560-2572.

24. Action to Control Cardiovascular Risk in Diabetes Study Group，Gerstein H C，Miller M E，et al.Effects of intensive glucose lowering in type 2 diabetes.N Engl J Med，2008，358（24）：2545-2559.

25. Lexis C P，van der Horst I C，Lipsic E，et al.Metformin in non-diabetic patients presenting with ST elevation myocardial infarction：rationale and design of the glycometabolic intervention as adjunct to primary percutaneous intervention in ST elevation myocardial infarction（GIPS）-III trial.Cardiovasc Drugs Ther，2012，26（5）：417-426.

26. Morgan C L，Mukherjee J，Jenkins-Jones S，et al.Association between first-line monotherapy with sulphonylurea versus metformin and risk of allcause mortality and cardiovascular events：a retrospective，observational study.Diabetes Obes Metab，2014，16（10）：957-962.

27. Ye Y，Lin Y，Perez-Polo J R，et al.Oral glyburide，but not glimepiride，blocks the infarct-size limiting effects of pioglitazone.Cardiovasc Drugs Ther，2008，22（6）：429-436.

28. Derosa G，Mugellini A，Ciccarelli L，et al.Comparison of glycaemic control and cardiovascular risk profile in patients with type 2 diabetes during treatment with either repaglinide or metformin.Diabetes Res Clin Pract，2003，60（3）：161-169.

29. Derosa G，Mugellini A，Ciccarelli L，et al.Comparison between repaglinide

and glimepiride in patients with type 2 diabetes mellitus：a one-year，randomized，double-blind assessment of metabolic parameters and cardiovascular risk factors.Clin Ther，2003，25（2）：472-484.

30. Mahaffey K W，Hafley G，Dickerson S，et al.Results of a reevaluation of cardiovascular outcomes in the RECORD trial.Am Heart J，2013，166（2）：240-249.

31. Berneis K，Rizzo M，Stettler C，et al.Comparative effects of rosiglitazone and pioglitazone on fasting and postprandial lowdensity lipoprotein size and subclasses in patients with Type 2 diabetes.Expert Opin Pharmacother，2008，9（3）：343-349.

32. Erdmann E，Charbonnel B，Wilcox R G，et al.Pioglitazone use and heart failure in patients with type 2 diabetes and preexisting cardiovascular disease：data from the PROactive study （PROactive 08）.Diabetes Care，2007，30（11）：2773-2778.

33. Erdmann E，Dormandy J A，Charbonnel B，et al.The effect of pioglitazone on recurrent myocardial infarction in 2，445 patients with type 2 diabetes and previous myocardial infarction：results from the PROactive （PROactive 05）Study.J Am Coll Cardiol，2007，49（17）：1772-1780.

34. Wilcox R，Bousser M G，Betteridge D J，et al.Effects of pioglitazone in patients with type 2 diabetes with or without previous stroke：results from PROactive （PROspective pioglitAzone Clinical Trial In macroVascular Events 04）.Stroke，2007，38（3）：865-873.

35. Nissen S E，Nicholls S J，Wolski K，et al.Comparison of pioglitazone vs glimepiride on progression of coronary atherosclerosis in patients with type 2 diabetes：the PERISCOPE randomized controlled trial.JAMA，2008，299（13）：1561-1573.

36. Mazzone T，Meyer P M，Feinstein S B，et al.Effect of pioglitazone compared with glimepiride on carotid intima-media thickness in type 2 diabetes：a randomized trial.JAMA，2006，296（21）：2572-2581.

37. Langenfeld M R，Forst T，Hohberg C，et al.Pioglitazone decreases carotid intima-media thickness independently of glycemic control in patients with type 2 diabetes mellitus：results from a controlled randomized study.Circulation，2005，111（19）：2525-2531.

38. Karagiannis T，Paschos P，Paletas K，et al.Dipeptidyl peptidase-4 inhibitors for treatment of type 2 diabetes mellitus in the clinical setting：systematic review and meta-analysis.BMJ，2012，344：e1369.

39. Monami M，Lamanna C，Desideri C M，et al.DPP-4 inhibitors and lipids：systematic review and meta-analysis.Adv Ther，2012，29（1）：14-25.

40. Tremblay A J，Lamarche B，Deacon C F，et al.Effect of sitagliptin therapy on postprandial lipoprotein levels in patients with type 2 diabetes.Diabetes Obes Metab，2011，13（4）：366-373.

41. Matsubara J，Sugiyama S，Akiyama E，et al.Dipeptidyl peptidase-4 inhibitor，sitagliptin，improves endothelial dysfunction in association with its anti-inflammatory effects in patients with coronary artery disease and uncontrolled diabetes. Circ J，2013，77（5）：1337-1344.

42. Matheeussen V，Jungraithmayr W，De Meester I.Dipeptidyl peptidase 4 as a therapeutic target in ischemia/reperfusion injury.Pharmacol Ther，2012，136（3）：267-282.

43. Williams-Herman D，Engel S S，Round E，et al.Safety and tolerability of sitagliptin in clinical studies：a pooled analysis of data from 10，246 patients with type 2 diabetes.BMC Endocr Disord，2010，10：7.

44. Engel S S，Golm G T，Shapiro D，et al.Cardiovascular safety of sitagliptin in patients with type 2 diabetes mellitus：a pooled analysis.Cardiovasc Diabetol，2013，12：3.

45. Schweizer A，Dejager S，Foley J E，et al.Assessing the cardio-cerebrovascular safety of vildagliptin：meta-analysis of adjudicated events from a large Phase III type 2 diabetes population.Diabetes Obes Metab，2010，12（6）：485-494.

46. Frederich R，Alexander J H，Fiedorek F T，et al.A systematic assessment of cardiovascular outcomes in the saxagliptin drug development program for type 2 diabetes. Postgrad Med，2010，122（3）：16-27.

47. Cobble M E，Frederich R.Saxagliptin for the treatment of type 2 diabetes mellitus：assessing cardiovascular data.Cardiovasc Diabetol，2012，11：6.

48. White W B，Pratley R，Fleck P，et al.Cardiovascular safety of the dipetidyl peptidase-4 inhibitor alogliptin in type 2 diabetes mellitus.Diabetes Obes Metab，2013，15（7）：668-673.

49. Johansen O E，Neubacher D，von Eynatten M，et al.Cardiovascular safety with linagliptin in patients with type 2 diabetes mellitus：a pre-specified，prospective，and adjudicated meta-analysis of a phase 3 programme.Cardiovasc Diabetol，2012，11：3.

50. Scirica B M，Bhatt D L，Braunwald E，et al.Saxagliptin and cardiovascular

outcomes in patients with type 2 diabetes mellitus.N Engl J Med，2013，369（14）：1317-1326.

51. White W B，Cannon C P，Heller S R，et al.Alogliptin after acute coronary syndrome in patients with type 2 diabetes.N Engl J Med，2013，369（14）：1327-1335.

52. Bethel M，Green J，Califf R，et al.Rationale and Design of the Trial Evaluating Cardiovascular Outcomes with Sitagliptin （TECOS）.DiabetesPRO，2009，58（S1）：2152.

53. Ban K，Noyan-Ashraf M H，Hoefer J，et al.Cardioprotective and vasodilatory actions of glucagon-like peptide 1 receptor are mediated through both glucagon-like peptide 1 receptor-dependent and -independent pathways.Circulation，2008，117（18）：2340-2350.

54. Noyan-Ashraf M H，Momen M A，Ban K，et al.GLP-1R agonist liraglutide activates cytoprotective pathways and improves outcomes after experimental myocardial infarction in mice.Diabetes，2009，58（4）：975-983.

55. Sokos G G，Nikolaidis L A，Mankad S，et al.Glucagon-like peptide-1 infusion improves left ventricular ejection fraction and functional status in patients with chronic heart failure.J Cardiac Fail，2006，12（9）：694-699.

56. Nikolaidis L A，Mankad S，Sokos G G，et al.Effects of glucagon-like peptide-1 in patients with acute myocardial infarction and left ventricular dysfunction after successful reperfusion.Circulation，2004，109（8）：962-965.

57. Best J H，Hoogwerf B J，Herman W H，et al.Risk of cardiovascular disease

events in patients with type 2 diabetes prescribed the glucagon-like peptide 1 （GLP-1） receptor agonist exenatide twice daily or other glucose-lowering therapies：a retrospective analysis of the LifeLink database.Diabetes Care，2011，34（1）：90-95.

58. Ptaszynska A，Hardy E，Johnsson E，et al.Effects of dapagliflozin on cardiovascular risk factors.Postgrad Med，2013，125（3）：181-189.

59. Chiasson J L，Josse R G，Gomis R，et al.Acarbose treatment and the risk of cardiovascular disease and hypertension in patients with impaired glucose tolerance：the STOP-NIDDM trial.JAMA，2003，290（4）：486-494.

60. Holman R R，Bethel M A，Chan J C，et al.Rationale for and design of the Acarbose Cardiovascular Evaluation （ACE）trial.Am Heart J，2014，168（1）：23-29.

61. Lachin J M，Orchard T J，Nathan D M，et al.Update on cardiovascular outcomes at 30 years of the diabetes control and complications trial/epidemiology of diabetes interventions and complications study.Diabetes Care，2014，37（1）：39-43.

62. ORIGIN Trial Investigators，Gerstein H C，Bosch J，et al.Basal insulin and cardiovascular and other outcomes in dysglycemia.N Engl J Med，2012，367（4）：319-328.

63. Nathan D M，Cleary P A，Backlund J Y，et al.Intensive diabetes treatment and cardiovascular disease in patients with type 1 diabetes.N Engl J Med，2005，353（25）：2643-2653.

64. Gamble J M，Simpson S H，Eurich D T，et al.Insulin use and increased risk of mortality in type 2 diabetes：a cohort study.Diabetes Obes Metab，2010，12（1）：47-53.

（张凤丽）

糖尿病合并冠心病的高血糖、低血糖危急值预警研究分析

糖尿病是一种多因素相互作用导致的慢性流行病，其发病率逐年上升，已成为世界范围内威胁人类健康的重要慢行疾病。患者机体长期处于高血糖状态下，会对心脑血管、肾脏及其他身体器官造成严重影响，并且由于血糖浓度过高导致血液处于高凝状态，引发高血压、冠心病等并发症。糖尿病患者冠心病的发病率、病死率是无糖尿病者的 2 ～ 4 倍。冠心病是 2 型糖尿病最常见的并发症，也是导致患者死亡的主要原因之一。糖尿病的发生常预示着冠心病的来临，一些新诊断的糖尿病患者中，有 46% 已经合并了冠心病。

高血糖是最重要的心血管系统危险因素之一，对患者预后具有显著的不良影响。糖尿病控制与并发症研究（DCCT）和英国前瞻性糖尿病研究（UKPDS）等里程碑意义的循证医学证据充

分证明，严格血糖控制对于预防控制糖尿病并发症发生、发展起着至关重要的作用。当冠心病患者有糖代谢异常时，其不良心脑血管事件发生率进一步增高。糖尿病患者的血糖异常不仅表现为总体血糖水平升高，同时还伴有低血糖发生和血糖波动变化（忽高忽低）。低血糖可引起冠心病患者心绞痛发作、心肌梗死、心力衰竭，还可诱发心律失常，甚至夜间猝死。因此，在糖尿病合并冠心病患者中加强对安全有效控制血糖的管理，避免或减少低血糖、血糖波动对改善患者预后具有重要意义。

17. 糖尿病合并冠心病血糖危急值研究状况

（1）糖尿病合并冠心病血糖控制研究成果

不断涌现的大型临床试验成果为糖尿病合并冠心病患者血糖管理策略注入了大量新理念、新观点、新方法，极大促进了改善心血管疾病综合防治现状。英国前瞻性糖尿病研究（UK Prospective Diabetes Study，UKPDS）始于 1977 年，入选了超过 5000 例新诊断的 2 型糖尿病患者，平均随访 10 年，研究结果显示早期严格血糖控制能够显著降低微血管并发症的发生，而大血管并发症虽然有下降趋势，差异却没有统计学意义；1983 年启动的糖尿病控制与并发症试验（Diabetes Control and Complications Trial ，DCCT）研究共纳入 1441 例 1 型糖尿病患者，后续随访研究显示强化降糖治疗可降低 1 型糖尿病患者心血管并发症的发生风险，非致死性心肌梗死、中风和心血管死亡联合终点事件减少。但关于更加严格的血糖控制可使所有CVD合并糖尿病患者有更进一步的心血管获益还存在争议，需要探究。如随机对照研究退伍军人糖尿病事件研究（veterans affairs diabetes trial，VADT）、控制糖尿病患者心血管疾病风险性行动（Action to Control Cardiovascular Risk in Diabetes，ACCORD）、糖尿病治疗和血管保护行动（action in diabetes and vascular disease，ADVANCE）等重要研究，未发现强化血糖控制治疗可显著降低心血管事件的风险。反之，血糖控制太严格会增加低血糖事件发生率，低血糖可诱发糖尿病合并冠心病患者心肌梗死及卒中等。因此，强化降糖并不是越低越好，而是越早越好，控制血糖期间应重视低血糖预警和预防低血糖发生，对心血管疾病合并糖尿病患者预后尤为重要，刻不容缓。

（2）危急值临床意义

临床上用以界定实验结果临床意义的常用名词有参考值（referencevalue）、医学决定水平（Medicine decide level，MDL）、危急值（CriticalValues）等。①参考值（referencevalue），是在指明的特定条件下，用特定方法所得到的生理、生化参数。这是检验结果正常还是异常的参考值，习惯上称为“正常参考范围”。如通常成人空腹血糖的正常参考值是3.9～6.1mmol/L。②医学决定水平（Medicine decide level，MDL），是指临床应采取相应措施的检验数值。高于或低于该值可以判断人体的健康状况、疾病的严重程度，决定对患者的进一步检查和治疗措施。

如空腹血糖＞7.0mmol/L 可诊断为糖尿病。③危急值（Critical Value），实际上具有医学决定水平的意义。但并非所有项目都有这个阈值。与其他医学决定水平值相比，这是一个非常重要的阈值，所以单独列出。

临床检验“危急值”被称为“critical value”，指检验结果出现高度异常时说明患者可能正处于有生命危险的边缘状态。此时如果临床医生能及时得到检验信息，给予患者及时、有效的干预措施或治疗，就可以挽救患者生命，否则就有可能失去最佳抢救机会，危及患者安全甚至生命。故“危急值”也被称为“超生命警戒值”。危急值的项目范围及危急值水平应该由临床实验室与临床医生共同商定。制订危急值时必须考虑到该医疗机构服务对象及抢救需求，同时结合其实验室的检测能力和检测系统。不同实验室采用的方法、仪器、试剂等都可能不同，危急值数值也会有差异。

(3) 糖尿病合并冠心病的主要监测指标

针对患者糖尿病合并冠心病的血糖监测，目前尚没有统一的标准。早在 2007 年，欧洲心脏病协会和糖尿病协会共同发表联合指南，第一次将急性心肌梗死患者分为既往合并或者不合并糖尿病的两类患者，并给出了监测的建议指标，包括 FPG、OGTT 和 HbA1c 等。

1) 空腹静脉血浆血糖（FPG）：FPG 是评价糖代谢状态和血糖控制水平最常用的检测指标，要求受试者在隔夜空腹（至少

8 ～ 10 小时未进任何食物，饮水除外）后，早餐前采的血，所检定的血糖值。

2）口服葡萄糖耐量试验（OGTT）：目前公认的诊断糖尿病的金标准，在血糖增高但尚未达到糖尿病诊断标准时，为明确是否患糖尿病，可以采用该试验。早餐空腹（至少 8 小时）取血，取血后于 5 分钟内服完溶于 250 ～ 300ml 水内的无水葡萄糖 75 克，从口服第一口糖时计时，于服糖后 30 分钟、1 小时、2 小时及 3 小时抽取静脉血，同时搜集尿液查尿糖。试验过程中不喝任何饮料、不吸烟、不做剧烈运动，无须卧床。

3）糖化血红蛋白（HbA1c）：人体血液中红细胞内的血红蛋白与血糖结合的产物。血糖和血红蛋白的结合生成 HbA1c 是不可逆反应，并与血糖浓度成正比，且保持 120 天左右，所以通常可反映患者近 8 ～ 12 周的血糖控制情况。

18. 糖尿病合并冠心病的高血糖危急值预警研究

（1）高血糖的危害

高血糖是糖尿病的基本特征，也是导致慢性并发症的主要原因，其对机体组织器官的损害主要体现在慢性持续性的高血糖和血糖波动两方面。高血糖也是心血管系统最重要的危险因素之一，对患者预后具有显著的不利影响。另外，冠心病患者或仅具有心血管危险因素者中高血糖的发生率显著高于一般人群。高血糖时，体内的蛋白质、脂肪均出现代谢紊乱，可引发各种急性代谢功能紊乱，如糖尿病酮症酸中毒、糖尿病高血糖高渗状态、乳酸酸中毒等，甚至危及生命。餐后高血糖及任意时刻高血糖均可加快大血管并发症、肾脏病变等的进展，对于老年 2 型糖尿病患者还可影响认知功能。在防治糖尿病中高血糖的危害已引起人们的高度重视。因此，在临床工作中，应将血糖检测作为冠心病患者的常规检查项目之一。

（2）糖尿病合并冠心病高血糖危急值分析

正常情况下，血糖浓度在一天之中是轻度波动的，一般来说餐前血糖略低，餐后血糖略高，但这种波动是保持在一定范围内的。空腹血糖＞ 6.0mmol/L，或餐后血糖＞ 7.8mmol/L 就诊断为高血糖。高血糖不是一个疾病诊断标准，而是一项检测结果的判定，高血糖不等同糖尿病。当血糖≥ 16.7mmol/L 时为糖尿病合并冠心病高血糖危急值，此时患者将发生糖尿病高渗综合征、糖尿病酮症酸中毒，甚至恶化为高血糖昏迷危象。糖尿病酮症酸中毒、糖尿病高渗性昏迷是糖尿病的两个最严重的急性代谢并发症，此时必须及时进行抢救。这多是由于患者血糖迅速升高而内源性胰岛素绝对或相对不足引起。

（3）糖尿病合并冠心病高血糖的预防

1）不可任意停药。

2）按医务人员及营养师的指示进食。

3）平时要注意血糖的控制，常监测血糖值。

4）尽量避免频繁出入公共场所带来的病原感染风险。

5）如有恶心，呕吐或发烧时，应立即求医诊治。

6）若出现高血糖危急值，应及时找出此次发生原因，避免下次再发生。

19. 糖尿病合并冠心病的低血糖危急值预警

（1）低血糖的危害

糖尿病患者在药物治疗过程中常发生低血糖事件。美国糖尿病协会（ADA）、中国糖尿病协会（CDS）和欧洲糖尿病联盟（EASD）对于低血糖的诊断均有不同的标准。临床常用的较实际的标准是 Whipple 三联征，即有血糖降低、出现低血糖的症状、血糖恢复后症状消失。UKPDS 研究表明显示，62% 的 2 型糖尿病患者治疗过程中有低血糖发作。低血糖可导致患者产生不适感，不仅严重阻碍了良好血糖控制，严重低血糖还是 2 型糖尿病致残、致死的重要原因。低血糖刺激自主神经系统，促进儿茶酚胺类激素的分泌，可引起冠心病患者心绞痛发作、心力衰竭，还可诱发心律失常，引起心房颤动、短暂室性或室上性心动过速。低血糖还可引起患者神经损害，取决于低血糖的程度、下降速度、持续时间和机体的反应性。

（2）糖尿病合并冠心病低血糖危急值分析

ADA 对低血糖症定义为：血糖低于 3.9mmol/L 为低血糖，这是基于当血糖低于 3.9mmol/L 时，机体的内生胰岛素的减少和胰高血糖素的升高。禁食后 12 小时血糖＜ 2.8mmol/L 时为低血糖危急值，患者可出现焦虑、出汗、颤抖和虚弱等症状，可发生认知功能损伤和昏迷。若血糖浓度继续降低，可出现低血糖休克，甚至危及生命。一旦确诊为低血糖，应立即快速补充葡萄糖及内科治疗。糖尿病患者严格控制血糖时低血糖发生率增加，老年患者更容易出现无症状低血糖，是心血管事件风险增加的可能原因。老年冠心病合并 2 型糖尿病患者严格控制血糖时低血糖发生率高，无症状低血糖比例高，HbA1c ＜ 6.5% 的老年患者需警惕低血糖发生，特别是无症状低血糖。因此，对糖尿病合并冠心病的老年患者，需制订更加宽松的血糖控制目标（如 7.0% ～ 7.5% 或甚至＜ 8.5%）。

（3）糖尿病合并冠心病低血糖的预防对患者进行健康宣教

1）制订合理的血糖控制目标，选择合理治疗方案。

2）按时进食，生活规律，运动量恒定。

3）不可随意增加药量，每次使用胰岛素前均应仔细核对剂量。

4）经常监测血糖。

5）可随身携带糖果以备用。

20. 早期干预与平稳降糖应成为糖尿病合并冠心病患者血糖管理的核心策略

目前已有许多研究表明血糖波动与糖尿病慢性并发症相关，血糖波动也成为糖尿病血糖管理的重要内容。糖尿病合并冠心病患者血糖控制，应更关注安全性、个体化，既需严格血糖控制达标减少微血管并发症，也需放宽血糖控制目标，达到安全降糖目的。安全降糖是前提，降糖治疗时必须尽力避免低血糖，没有特别原因不必快速控制高血糖和快速达标。另外，宽松血糖管理目标者应注意，不能使高血糖危象的风险增加。早期干预与平稳降糖应成为糖尿病合并冠心病患者血糖管理的核心策略。随着对血糖稳定性认识的不断深入，必将出现新的更为全面的评估方法和参数，从而更好地应用于糖尿病冠心病患者的防治工作。

临床医生在糖尿病合并冠心病患者的服务管理过程中，要加强对糖尿病患者的血糖监测，科学应用血糖的正常参考值、血糖医学决定水平和血糖检验危急值，结合患者的临床表现，正确指导患者的治疗和自我管理。危急值关乎患者生命安全，不能忽视，医护人员都应学习危急值报告制度，明确危急值报告的重要性和必要性，密切观察患者病情变化，有效的采取相应的预防措施，防止病情恶化。一旦接获危急值应第一时间采取急救措施，抢救患者生命，降低安全隐患，减少医疗不良事件的发生。

参考文献

1. Buse J B，Ginsberg H N，Bakris G I，et al.Primary prevention of cardiovascular disease in people with diabetes mellitus；A scientific statement from the American Heart Association and the American Diabetes Association.Diabetes Care，2007，30（1）：162-172.

2. Insull W Jr. The pathology of atherosclerosis：plaque development and plaque responses to medical treatment. Am J Med，2009，122：S3-S14.

3. 中华医学会糖尿病学分会 . 中国血糖监测临床应用指南（2015 年版）. 中华糖尿病杂志，2015，7（10）：603-613。

4. UK Prospective Diabetes Study（UKPDS）Group.Effect of intensive blood-glucose control with metformin on complication in overweight patients with type 2 diabetes（UKPDS34）.Lancet，1998，352（9131）：854-865.

5. The Diabetes Control and Complications TriaI Research Group.The effect of intensive treatment of diabetes on the development and progression of long-term complications in insulin-dependent diabetes mellitus.N Engl J Med，1993，329（14）：977-986.

6. Duckworth W，Abraira C，Moritz T，et al.Glucose control and vascular complications in veterans with type 2 diabetes.N Engl J Med，2009，360（2）：129-139.

7. Action to Control Cardiovascular Risk in Diabetes Study Group，Gerstein H C，Miller M E，et al.Effects of intensive glucose lowering in type 2 diabetes.N Engl J Med，2008，358（24）：2545-2559.

8. ADVANCE Collaborative Group，Patel A，MacMahon S，et al.Intensive blood glucose control and vascular outcomes in patients with type 2 diabetes.N Engl J Med，2008，358（24）：2560-2572.

9. 李贵芳，王树辉，周湘红 . 临床检验危急值的建立与应用 . 检验医学与临床，2006，3（8）：380-381。

10. 葛均波，徐永健 . 内科学 .8 版 . 北京：人民卫生出版社，2013.

11. Rydén L，Standl E，Bartnik M，et al.Guidelines on diabetes，prediabetes，and cardiovascular diseases：executive summary.The Task Force on Diabetes and Cardiovascular Diseases of the European Society of Cardiology（ESC）and of the European Association for the Study of Diabetes（EASD）.Eur Heart J，2007，28（1）：88-136.

12. Lipska K J，Yao X，Herrin J，et al.Trends in Drug Utilization，Glycemic Control，and Rates of Severe Hypoglycemia，2006-2013.Diabetes Care，2017，40（4）：468-475.

13. American Diabetes Association （ADA）Workgroup on Hypoglycemia. Defining and reporting hypoglycemia in diabetes：a report from the American Diabetes Association Workgroup on Hypoglycemia.Diabetes Care，2005，28（5）：1245-1249.

14. UK Prospective Diabetes Study （UKPDS）Group.Intensive blood glucose control with sulphonylureas or insulin compared with conventional treatment and risk of complications in patients with type 2 diabetes（UKPDS 33）. Lancet，1998，352（9131）：837-853.

15. Hsu P F，Sung S H，Cheng H M，et al.Association of clinical symptomatic hypoglycemia with cardiovascular events and total mortality in type 2 diabetes：a nationwide population-based study.Diabetes Care，2013，36（4）：894-900.

16. 刘静，周迎生，赵一楠，等 . 老年冠心病合并糖尿病患者的血糖波动性 . 中华医学杂志，2017，97（20）：1562-1567.

17. 刘静，周迎生 . 老年糖尿病冠心病患者血糖控制标准的新建议 . 慢性病学杂志，2015，16（2）：125-128.

（周迎生　刘　静　汤雅迪）

糖尿病冠心病患者血糖控制信息及标准体系建议

糖尿病是一种严重的慢性非传染性疾病。随着人们生活水平的提高、人口老龄化及肥胖发生率的增加，糖尿病患病率呈逐年上升趋势。2015 年国际糖尿病联盟（IDF）最新报告显示，全球范围内糖尿病成年患者约 4.15 亿人，每 11 名成年人就有 1 名患有糖尿病，预计到 2040 年将有 6.42 亿人患有糖尿病。糖尿病伴随着一系列并发症，长期血糖增高造成大血管、微血管受损并危及心、脑、肾、周围神经、眼、足等，严重的甚至引起患者死亡，其中心血管疾病是糖尿病患者最常见的死亡原因。早在 2013 年中国 CDS 指南指出，75% ～ 80% 的糖尿病患者因并发心血管疾病死亡。高血糖是糖尿病的主要代谢特征和致动脉粥样硬化的危险因素，血糖控制对糖尿病及心血管患者来说尤为重要。2013 年中国成年人糖尿病患病率达 10.9%，而血糖控制达标率仅为 49.2%。目前，糖尿病已成为减少全球平均寿命的主要因素之一，是威胁人类健康的流行病。

冠心病患者中合并糖尿病的超过 50%，其中入院后新诊断糖尿病患者比例在 1/5 以上。糖代谢异常与冠心病之间存在着密不可分的关系，冠心病是糖尿病患者首要死亡原因，糖尿病患者中冠心病患病率增加 2 ～ 3 倍。2 型糖尿病冠心病患者冠状动脉血管病变重、中 – 重度管腔狭窄病变多发，预后不良，是导致心功能衰竭的独立危险因素。改善糖尿病合并冠心病患者预后重在血糖控制管理。循证医学研究证实，良好的血糖控制可以明显减少糖尿病慢性并发症。既往研究表明，血糖控制指标糖化血红蛋白（HbA1c）水平每降低 1%，全因病死率减少 21%，心肌梗死发生率减少 14%。因此，制订有效、安全的血糖控制管理体系可以显著减少微血管及大血管等糖尿病慢性并发症发生、发展，改善患者预后，减少个人、家庭及全社会医药经济负担。

21. 糖尿病合并冠心病血糖达标控制状况分析

近几十年来，国内外的许多研究都表明对糖尿病前期的干预有重要的意义，能预防糖尿病前期向糖尿病转变，并能使血糖恢复至正常水平，防止和延缓糖尿病及大血管疾病的发生。英国糖尿病前瞻性研究（UK Prospective Diabetes Study，UKPDS）始于 1977 年，入选了超过 5000 例新诊断的 2 型糖尿病患者，平均随访 10 年，研究结果显示 HbA1c 每降低 1%，微血管并发症的风险降低 35%。其近期后续研究显示控制血糖对降低大血管并发症有益。2000 年芬兰糖尿病预防研究共筛选了 523 例糖耐量异常（IGT）的超重受试者随机分配到干预组和对照组，结果生活方式干预组糖尿病的发生风险率降低了 58%，后续研究显示，在停止强化生活方式干预的辅导后，糖尿病的发生风险仍降低了 38%。2002 年美国糖尿病预防计划（Diabetes Prevention Program，DPP）的研究结果表明二甲双胍的治疗和生活方式的改变都降低了高风险人群糖尿病发病率，而生活方式的干预比二甲双胍更有效。

1997 年，国际著名糖尿病杂志 *Diabetes Care* 发表了一篇来自中国的研究——大庆糖尿病预防研究，随即在学术界引起了强烈的反响。这一研究结果证明饮食或运动干预促使糖耐量异常（IGT）患者 6 年内糖尿病发病率大幅度下降。大庆糖尿病预防研究构思形成于 1983 年，1986 年正式执行，是全世界首项证明中等强度生活方式干预，可以预防糖尿病的随机分组研究，与美国糖尿病预防计划（DPP）和芬兰糖尿病预防研究（DPS）一起被誉为世界 2 型糖尿病一级预防的里程碑式研究。2008 年，大庆研究 20 年随访结果发表于《柳叶刀》杂志。该研究 20 年跟踪随访的结果表明，生活方式干预组在积极干预的 6 年期间，糖尿病发病率降低了 51%，而且对预防糖尿病有长期影响；在 20 年的随访中，干预组糖尿病发病率比对照组降低 43%，干预组发生糖尿病比对照组平均晚 3.6 年。6 年积极的生活方式干预降低了 23 年间心血管病死率。与对照组比较，生活方式干预组 23 年心血管病死亡降低 41%，全因死亡降低 29%，新发糖尿病风险降低 45%。生活方式干预不仅长期降低了糖尿病的发病风险，而且减少了威胁生命的 CVD 硬终点和死亡。该研究证明了糖尿病前期是糖尿病的高危人群，又是心脑血管疾病和死亡的高危人群，但是糖尿病是可以预防的，早期强化降糖可有效降低心脑血管疾病的病发率和病死率。

落实糖尿病血糖控制及综合干预措施目标的现状不容乐观。有研究报道，在医院制订治疗方案及检查并发症的患者，平均年龄超过 60 岁，中老年人居多，约 70% 同时患有糖尿病、高血压和血脂异常，其心血管疾病患病率仅有糖尿病者的 6 倍。所有患者血糖（HbA1c ＜ 7%）、血压（收缩压＜ 130mmHg 和舒张压＜ 80mmHg）和血脂（TC ＜ 4.5mmol/L）达标率低，分别为 47.7%、28.4%、36.1%。三项都达标者更是低至 5.6%。与既往调查结果相似，提示中国血糖总体控制不理想。虽然指南给出了治疗目标，但实际上全面达标差强人意。应加强糖尿病教育，提高自我管理，强化综合治疗达标，降低糖尿病并发症。

糖尿病冠心病患者是糖尿病血糖控制管理中的极高危人群，对高血糖、低血糖危机值预警及控制是关键环节，也是重点和难点。既往研究显示糖尿病病程越长，降糖治疗台阶上得越高，HbA1c 控制越差，这可能与患者自身胰岛细胞功能衰竭、血糖调节能力差、控制难度增加有关。因此，建立、完善血糖控制信息及标准体系框架对改善患者预后、提高生活质量和降低药疗花费的重要意义是不容置疑的。

22. 糖尿病合并冠心病的高血糖、低血糖危机值预警研究分析

（1）高血糖、低血糖的危害

高血糖时，体内的蛋白质、脂肪均出现代谢紊乱，可引发各种急性代谢功能紊乱，如糖尿病酮症酸中毒、糖尿病高血糖高渗状态、乳酸酸中毒等，甚至危及生命。餐后高血糖及任意时刻高血糖均可加快大血管并发症、肾脏病变等的进展，对于老年 2 型糖尿病患者还可影响认知功能。在防治糖尿病中高血糖的危害已引起人们的高度重视，而低血糖往往容易被忽视。低血糖可造成脑细胞的损害，直接导致心脑血管意外、痴呆，甚至死亡。

近年来，低血糖发生与冠心病预后之间的关系是研究的热点问题，多项研究（ACCORD、ADVANCE、VADT）发现强化血糖控制，心血管病死率升高，可能与低血糖发生率增加有关。而在 ACCORD 研究的后续研究中证明心血管死亡与低血糖毫无关系。糖尿病患者严格控制血糖时低血糖发生率增加，老年患者更容易出现无症状性低血糖，可能诱发或加重心脑血管事件。随着血糖目标的接近，低血糖风险越大。

（2）反映血糖的主要指标参数

1）糖化血红蛋白（HbA1c）：血糖测定仅反映了检测当时的血糖变化，而 HbA1c 的形成是不可逆的，其浓度不受每天血

浆葡萄糖浓度大小波动而变化，也不受运动或食物的影响，因此 HbAlc 可以反映过去的 2 ～ 3 个月内患者整体的血糖控制情况。2010 年，ADA 将 HbA1c ≥ 6.5% 纳入糖尿病的诊断标准。根据 ADA 与 EASD 联合发布的 2015 年 2 型糖尿病管理指南、降糖策略，HbA1c 一般目标为 7%，但应根据患者情况进行个体化处理。虽然 HbA1c 尚存在着标准化和个体变异方面的问题，但它仍然是评估血糖控制情况可靠的实验室指标，为临床医生和患者调整药物剂量或改变治疗方案提供了简单而实用的手段。HbA1c 水平与糖尿病并发症的发生及程度密切相关，当 HbA1c ≥ 9.0% 时，表明血糖控制较差，是引起慢性并发症发生和恶化的危险因素，容易引发糖尿病肾病与动脉硬化等并发症，同时有可能出现酮症酸中毒急性合并症。因此 HbA1c 数值一旦超过 9% 时，应该强化血糖控制。HbA1c 测定的主要缺陷是不能反映血糖波动和低血糖发生，必须结合自我血糖监测判断病情。

2）自我血糖监测（SMBG）：糖尿病管理中的一个特殊概念，指患者在家中自己应用便携式血糖仪测量指尖末梢血糖，及时知晓自己的血糖水平，血糖测定仪器准确性和操作方法对检测值准确性十分重要。国际糖尿病联盟（IDF）、美国糖尿病学会（ADA）和英国国家卫生与临床优化研究所（NICE）等机构发布的指南均强调，SMBG 是糖尿病综合管理和教育的组成部分，建议所有糖尿病患者均需进行 SMBG。SMBG 常规 7：00 血糖是指三餐前、三餐后2小时、睡前的血糖，总共7个血糖监测时间点。血糖监测的频率和时间要根据患者病情的实际需要来决定，不同患者有不同血糖监测的要求。SMBG是血糖控制治疗中必不可少的部分，具有简单、易操作，测量时间点灵活，反映实时血糖水平，发现高血糖，防控低血糖，评估生活事件和降糖药物对血糖的影响。SMBG能激励患者参与疾病管理，提高治疗依从性；也能帮助医生及时掌握病情变化，便于为患者制订个体化生活方式调整和药物干预方案，促进血糖达标。

3）持续动态葡萄糖监测（CGMS）：CGMS的原理是通过葡萄糖监测探头与皮下组织间液中的葡萄糖发生化学反应产生电信号，间接反映机体内葡萄糖水平，可提供连续、全天、可靠的血糖信息，发现不易被传统监测方法所探测的隐匿性高血糖和低血糖。因此，CGMS可成为传统血糖监测方法的一种有效补充。血糖的主要指标参数包括平均血糖（MBG）、血糖水平的标准差（SDBG）、血糖最高值（BGmax）、血糖最低值（BGmin）、最大血糖波动幅度（LAGE）、平均血糖波动幅度（MAGE）、日间血糖平均绝对差（MODD）。血糖波动幅度（AGE）即血糖波动的峰、谷值之差值，通过AGE减去SD得数来判断有效AGE。只有当血糖波动升高（或降低）时的AGE＞1个SDBG时才被认为是有效的AGE。计算所有“有效AGE”的均值即为MAGE，可以反映日内血糖波动程度。MODD可精确评估日间血糖波动，计算测定日中某一时间点血糖值与次日同时间点血糖值之差的绝对值，将所有绝对值求均数即为 MODD。根据国内开展的一项全国多中心研究结果，推荐 24h 平均血糖值＜ 6.6mmol/L，而 24h 血糖≥ 7.8mmol/L 及≤ 3.9mmol/L 的时间百分率分别＜ 17%（4h）、＜ 12%（3h）；平均血糖波动幅度（MAGE）及血糖标准差（SDBG）分别＜ 3.9mmol/L 和＜ 1.4mmol/L 作为中国人动态血糖正常参考值标准。动态血糖监测系统（CGMS）在评估血糖波动性变化，捕捉无症状低血糖等方面具有独特优势，还可以指导胰岛素泵的合理分段、调节剂量，进而达到既严格控制血糖又可避免血糖大幅度波动目的，从而有效防止或延缓并发症发生。

（3）血糖危机值的预警监测方案

年龄增加、使用胰岛素促泌剂及严格 HbA1c 控制均可以增加低血糖发生率。严重低血糖通常定义为需要急救，即他人提供碳水化合物、胰高血糖素或其他抢救措施。既往研究证实降低血糖波动性可以改善血糖控制，减少低血糖发生率。

在为期 12 周的前瞻性观察研究中，应用自我血糖监测（SMBG）方法监测低血糖发生率明显低于 CGMS，且 SMBG 常规 7：00 血糖中，午餐前低血糖发生率最高，可能与患者的饮食、运动有关，但是 SMBG 常规 7：00 并不能完成对于夜间低血糖的监测，因此 CGMS 更加容易发现低血糖，特别是筛查夜间无症状性低血糖。

全天血糖轮廓中，9：00 ～ 9：59 为血糖峰值，血糖谷值为凌晨 00：00 ～ 00：59。研究发现在全天血糖轮廓中，无论是第一次 CGMS 还是第二次 CGMS，血糖峰值均发生在 9：00 ～ 9：59。血糖谷值达标组在凌晨，达标组在 1：00 ～ 1：59，一般组在 3：00 ～ 3：59。其他学者研究报道，非胰岛素、非阿卡波糖治疗的 2 型糖尿病患者，按照 HbA1c 分为 5 层（＜ 7.3% 至 ＞ 10.2%，监测 8：00、11：00、14：00、17：00 血糖，血糖最高均在 11：00，血糖低值发生在凌晨 2：00 ～ 6：00）。关于 Somogyi 现象，国内外糖尿病血糖诊疗指南均建议凌晨 2：00 ～ 5：00 监测血糖。

23. 糖尿病合并冠心病血糖达标控制标准体系框架建议

（1）HbA1c

HbA1c 反映近 2 ～ 3 个月平均血糖情况，HbA1c 水平与糖尿病并发症的发生及程度密切相关。DCCT 及 UKPDS 研究均发现严格降糖（HbA1c 6.0% ～ 7.0%）可减少微血管并发症的发生率、降低并发症严重程度。2017 年中华医学会糖尿病学分会（CDS）中国 2 型糖尿病防治指南和 2013 年日本糖尿病学会（JDS）指南提出大多数非妊娠成年糖尿病患者 HbA1c 目标为＜ 7.0%。2018 年美国糖尿病学会（ADA）糖尿病医学诊疗标准再次强调 HbA1c ＜ 7.0% 可降低糖尿病微血管并发症发生率，在新诊断糖尿病时，尽早干预，使血糖达标与糖尿病大血管并发症的长期获益相关。减少低血糖和高血糖风险，保障和改善心血管安全是冠心病血糖达标控制的基础和前提。

（2）自我血糖监测

SMBG 是患者在家中自己应用血糖仪测量指尖末梢血糖，具有简单、易操作，测量时间点灵活，血糖结果实时得出等优点。所有糖尿病患者都应进行自我血糖监测，但现实生活中 SMBG 使用情况并不乐观。2013 年一项上海社区居民 SMBG 现况调查发现，51.9% 非胰岛素治疗糖尿病患者几乎不监测血糖（每月少于 1 次），每天监测 1 次的患者仅为 3.9%。国内有多项调查研究发现，影响 SMBG 依从性的因素主要为经济原因、病程长短、文化教育程度等。SMBG 是糖尿病综合管理的方法之一，可用于灵活调整药物治疗方案，便于更密切了解饮食及运动对血糖的影响，使血糖维持在接近正常而又安全的范围，预防并发症，及时发现低血糖。

（3）持续动态葡萄糖监测

CGMS 的原理是通过葡萄糖监测探头与皮下组织间液中的葡萄糖发生化学反应产生电信号，间接反映机体内葡萄糖水平。CGMS 每 10 秒接受 1 次电信号，每 5 分钟将获得的平均值转化成葡萄糖浓度值储存起来，每天记录 288 个值。通常监测 72 小时后终止测定，下载数据到计算机，动态血糖监测管理系统软件分析血糖连续变化数据。首日佩戴探头，连续观察 2 个完整的 24 小时，第 4 天摘除探头。CGMS 可用于建立各种糖尿病及不同年龄段人群血糖图谱数据库，糖尿病筛查诊断，评估糖尿病疗效和

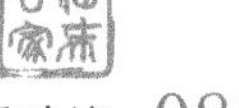

血糖控制水平，为胰岛素疗法的配方、剂量等提供动态评估，在指导应用胰岛素泵的治疗过程中，更显示出其独到的优越性和精确性。

参考文献

1. Wang L，Gao P，Zhang M，et al.Prevalence and Ethnic Pattern of Diabetes and Prediabetes in China in 2013.JAMA，2017，317（24）：2515-2523.

2. Hu D Y，Pan C Y，Yu J M，et al.The relationship between coronary artery disease and abnormal glucose regulation in China：the China Heart Survey.Eur Heart J，2006，27（21）：2573-2579.

3. 周迎生，刘德平，王滟，等 .NIDDM 冠状动脉病变的临床分析 . 中国糖尿病杂志，1997，5（2）：67-69.

4. Stratton I M，Adler A，Neil H A，et al. Association of glycaemia with macrovascular and microvascular complications of type 2 diabetes（UKPDS 35）：prospective observational study. BMJ，2000，321（7258）：405-412.

5. Sun X Q，Bao B N，Gao X Y，et al.Effect of glycated hemoglobin on heart function of the patients with revascularization of coronary artery.Int J Clin Exp Pathol，2015，8（6）：7181-7188.

6. UK Prospective Diabetes Study Group.Effect of intensive blood-glucose control with metformin on complication in overweight patients with type 2 diabetes. Lancet，1998，352（9131）：854-865.

7. Uusitupa M，Louheranta A，Lindström J，et al.The Finnish Diabetes Prevention

Study.British Journal of Nutrition，2000，83（S1）：137-142.

8. Knowler W C，Barrett-Connor E，Fowler S E，et al.Reduction in the incidence of type 2 diabetes with lifestyle intervention or metformin.N Engl J Med，2002，346（6）：393-403.

9. Pan X R，Li G W，Hu Y H，et al.Effects of diet and exercise in preventing NIDDM in people with impaired glucose tolerance.Diabetes Care，1997，20（4）：537-544.

10. Li G W，Zhang P，Wang J P，et al.The long-term effect of lifestyle interventions to prevent diabetes in the China Da Qing Diabetes Prevention Study：a 20-year follow-up study.Lancet，2008，371（9626）：1783-1789.

11. Li G W，Zhang P，Wang J P，et al.Cardiovascular mortality，all-cause mortality，and diabetes incidence after lifestyle intervention for people with impaired glucose tolerance in the Da Qing Diabetes Prevention Study：a 23-year follow-up study. Lancet Diabetes Endocrinol，2014，2（6）：1-7.

12. Ji L，Hu D，Pan C，et al.Primacy of the 3B approach to control risk factors for cardiovascular disease in type 2 diabetes patients.Am J Med，2013，126（10）：925 e11-e22.

13. khattab M，Khader Y S，Al-Khawaldeh A，et al.Factors associated with poor glycaemic control among patients with type 2 diabetes.J Diabetes Complications，2010，24：84-89.

14. Lipska K J，Yao X，Herrin J，et al.Trends in Drug Utilization，Glycemic Control，and Rates of Severe Hypoglycemia，2006-2013.Diabetes Care，2017，40（40）：

468-475.

15. Monnier L，Colette C，Dunseath G J，et al.The Loss of Postprandial Glycemic Control Precedes Stepwise Deterioration of Fasting With Worsening Diabetes.Diabetes Care，2007，30（2）：263-269.

16. American Diabetes Association.Standards of medical care in diabetes—2018. Diabetes Care，2018，41（S1）：S1-S156.

17. Inzucci S E，Bergenstal R M，et al.Manafement of hyperglycemia in type 2 diabetes，2015：a patient-centered approach：update to a position statement of the American Diabetes Association and the European Association for the Study of Diabete. Diabetes Care，2015，58（3）：429-442.

18. 中华医学会糖尿病学分会 . 中国血糖监测临床应用指南（2015 年版）. 中华糖尿病杂志，2015，7（10）：603-613.

19. 中华医学会糖尿病学分会 . 中国 2 型糖尿病防治指南（2017 年版）. 中华糖尿病杂志，2018，10（1）：4-67.

20. 刘静，周迎生 . 老年糖尿病冠心病患者血糖控制标准的新建议 . 慢性病学杂志，2015，16（2）：125-128.

21. Woerle H J，Neumann C，Zschau S，et al.Impact of fasting and postprandial glycemia on overall glycemic control in type 2 diabetes Importance of postprandial glycemia to achieve target HbA1c levels.Diabetes Res ClinPract，2007，77（2）：280-285.

22. International Diabetes Federation Guideline Development Group.Guideline for management of postmeal glucose. Diabetes Res Clin Pract，2014，103（2）：256-268.

23. Monnier L，Wojtusciszyn A，Colette C，et al.The contribution of glucose variability to asymptomatic hypoglycemia in persons with type 2 diabetes.Diabetes Technol ther，2011，13（8）：813-818.

24. Seaquist E R，Anderson J，Childs B，et al.Hypoglycemia and diabetes：a report of a workgroup of the American Diabetes Association and the Endocrine Society. Diabetes Care，2013，36（5）：1384-1395.

25. Yu S，Fu A Z，Engel S S，et al.Association between hypoglycemia risk and hemoglobin A1C in patients with type 2 diabetes mellitus.Curr Med Res Opin，2016，32（8）：1409-1416.

（周迎生　赵一楠　刘　静）

疑难病例分析及临床诊疗经验分享

24. 糖化血红蛋白“正常”的患者，血糖控制是否满意——由一位门诊患者带来的思考

患者，女，74 岁。门诊以“发现血糖升高 15 年，血糖控制不佳 4 个月”就诊。患者 15 年前发现餐后血糖升高（具体不详），行 OGTT 试验空腹血糖＜ 7.0mmol/L，餐后 2 小时血糖＞ 11.1mmol/L，后复测餐后 2 小时血糖＞ 11.1mmol/L，无多饮、多尿、多食、体重下降，诊断“2 型糖尿病”，规律饮食及运动控制。13 年前因餐后血糖控制不满意（具体不详）开始口服阿卡波糖 25mg，3 次 / 日治疗，逐渐加量至 50mg，加用格列喹酮 15mg，3 次 / 日时，于运动后出现心悸、大汗、手抖等不适，未测血糖，进食饼干、糖块后可好转。5 年前患者因餐后血糖控制不满意，改为格列吡嗪控释片 10mg，1 次 / 日，联合阿卡波糖 100mg，3 次 / 日降糖，自诉血糖控制可（具体不详）。4 个月

前，患者行白内障手术时查空腹血糖 8 ～ 9mmol/L，餐后 2 小时血糖 12 ～ 14mmol/L，患者加强饮食控制，每日主食约 3 两，自诉体重下降约 2.5kg，监测空腹血糖 4 ～ 5mmol/L，餐后血糖 9 ～ 12mmol/L，夜间无心悸、大汗、手抖等不适，无视物模糊、视力下降，尿中无泡沫、无双下肢水肿，无双下肢疼痛、发凉，无麻木、虫爬蚁走感。自发病以来，患者精神好，睡眠如常，食欲正常，大便通畅，小便无尿频、尿急，无夜尿增多，体重如上述。

【既往史】9 年前于北京某医院行冠状动脉造影示前降支单支病变，狭窄 80%，诊断冠心病，后规律口服冠心病二级预防药物，近半年反复于夜间出现心前区不适，口服硝酸甘油可好转。高脂血症病史 9 年。

【查体】身高 152.5cm，体重 49kg，BMI 21.06kg/m^2，血压 120/70mmHg，心率 66 次 / 分，腰围 80cm，发育正常，营养中等，甲状腺未触及肿大、结节，心律齐，各瓣膜听诊区未闻及病理性杂音，腹软，无压痛，肝脾未触及，双下肢无水肿。

【检查】HbA1c 7.2%、糖化血清白蛋白 18.3%、空腹血糖 5.71mmol/L、三酯甘油 1.93mmol/L、总胆固醇 4.29mmol/L、高密度脂蛋白胆固醇 1.59mmol/L、低密度脂蛋白胆固醇 1.67mmol/L、谷丙转氨酶 14U/L、谷草转氨酶 24U/L、尿素 4.7mmol/L、肌酐 58.9umol/L、尿酸 236.8umol/L、肌酸激酶 77U/L、乳酸脱氢酶 195U/L、肌酸激酶同工酶 MB 1.6ng/ml。

SMBG 血糖、CGMS 血糖（图 1，图 2）。

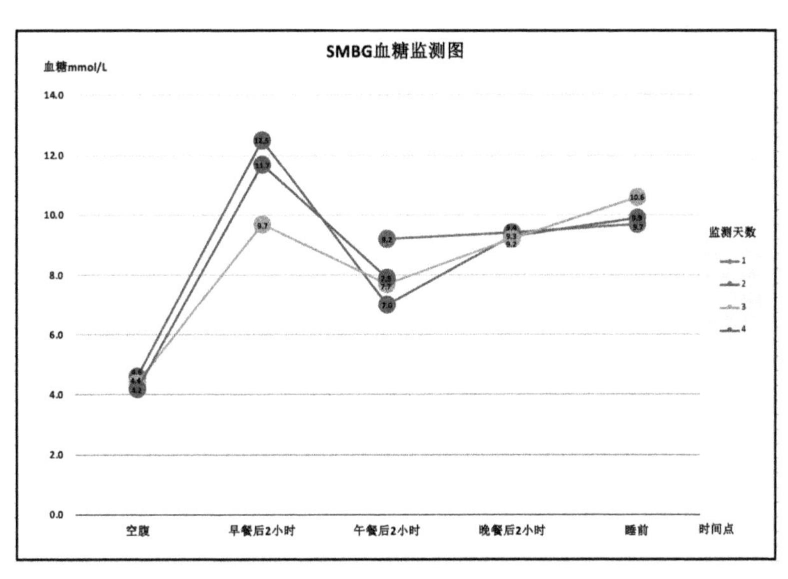

图 1　SMBG 血糖

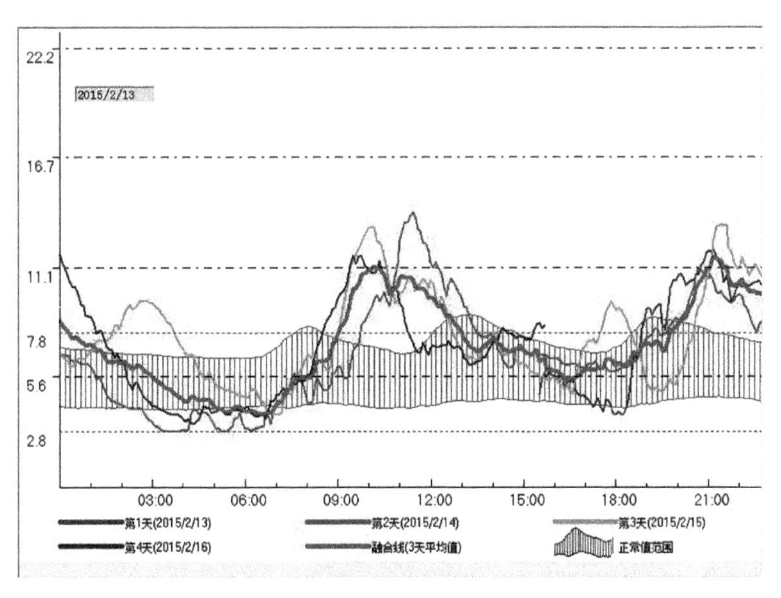

图 2　CGMS 血糖

【病例分析】2010 年中国糖尿病患病率为 11.6%，其中北京糖尿病患病率为18.9%，在糖尿病患者中接受治疗的患者仅占25.8%，而血糖达标（定义为HbA1c < 7.0%）的患者仅为39.7%。糖尿病患病率随年龄增长而增加，2007—2008年中国60岁以上老年人糖尿病患病率为20.4%。老年糖尿病患者合并冠心病、高血压病、肝肾功能不全、心力衰竭、骨质疏松等疾病，需长期口服多种药物，应注意药物不良反应及相互作用。

此外，随着年龄增加，记忆力、听力、视力都将受损，甚至不能独立日常生活，容易出现无症状性低血糖，可能诱发或加重心脑血管事件；也可出现急性代谢功能紊乱（如糖尿病酮症酸中毒、糖尿病高血糖高渗状态、乳酸酸中毒等），甚至危及生命。2001年国际卫生组织（World Health Organization，WHO）调查显示，糖尿病患者死因中，心血管疾病死亡占首位；2014年的调查报告中，全人群死因首位的是心血管疾病。2006年“中国心脏研究”发现冠心病（包括急性冠脉综合征及稳定性心绞痛）合并糖尿病患者占52.9%（其中入院后新诊断糖尿病患者占20.1%）。

ACCORD、ADVANCE和VADT研究在随访3.5～3.6年后发现严格控制血糖的2型糖尿病患者心血管疾病预后并没有显著改善，在这三项研究中都发现随着血糖目标的接近，低血糖风险越大，严格控制组比普通控制组低血糖发生越频繁。ACCORD研究因为严格控制组病死率比普通控制组高20%而被终止，低血糖正是最可能造成这种差异的原因。

此外一项在台湾的随访研究发现，在平均年龄64.2岁的2型糖尿病患者中痴呆的发生与低血糖相关。在美国65岁以上老年人群中，使用可能造成低血糖的药物（磺脲类和胰岛素）是第二常见由于药物急诊入院的原因。因此，对于老年人，血糖控制应更加个体化，特别是那些独自生活或不能完全自理的老人。“个体化”并不意味着过度放松对于血糖的控制，虽然大部分指南都推荐HbA1c放宽至7.0%～8.0%，对于某些特别的患者（如临终状态，痴呆的患者）甚至可放宽至8.5%。病例中的患者已行冠状动脉支架植入术，尚未出现糖尿病慢性并发症的证据，如糖尿病肾病、糖尿病视网膜病变，使用长效磺脲类药物，用药过程中有可疑低血糖事件发生，预期寿命较长，故患者的HbA1c可控制在7.0%～7.5%，由此可见HbA1c控制在理想范围内。但是在SMBG过程中，发现患者的空腹血糖在4～5mmol/L，那么患者的血糖控制满意吗？

由于HbA1c反映近2～3个月平均血糖，在调整用药方面，其测量存在滞后性。自UKPDS研究以来，由于HbA1c与糖尿病微血管并发症的密切相关性，HbA1c的达标至关重要。

除此之外，血糖的忽高忽低，也是血糖稳定性，与其机体氧化应激、糖尿病慢性并发症的发生也密切相关，HbA1c和血糖稳定性共同构成了血糖控制的“量”和“质”。CGMS被认为是评估血糖波动性的重要手段，CGMS可以反映24小时血糖变化，在发现无症状低血糖方面，CGMS存在得天独厚的优势。由于

CGMS 是通过测量组织间液血糖间接反映血糖，因此 CGMS 操作需在皮下组织置入血糖监测探头，有些 CGMS 仪器还需要患者输入血糖值进而校正组织间液血糖，因此对于开展 CGMS 操作而言，价格高，患者依从性较差是不足之处。SMBG 是通过患者自我监测指尖血糖，操作简单，方便，价格低廉，是血糖监测的基本方法，然而对于 SMBG 的时间点及频率并没有明确的规定。

在日常生活中，中国 SMBG 现状并不乐观，特别是夜间血糖的监测极少。2013 年上海社区 5465 例糖尿病患者自我血糖监测状况调查发现仅有 4.2% 的患者每天监测 1 次血糖，大部分患者每月监测 1 次血糖，并且这项研究患者平均年龄在（67±10）岁，有研究发现随着糖尿病病程加长，SMBG 得到更多重视，由此可见这项研究是在“监测频率最高的人群”中进行，可见中国 SMBG 在糖尿病患者中尚未得到足够的重视。SMBG 可使我们发现低血糖或高血糖的蛛丝马迹，Diabetes and Aging 研究发现在 9094 名患者中，10.8% 患者自我报告曾经经历过低血糖，特别是在那些血糖接近正常范围（HbA1c ＜ 6%）或血糖控制极不满意（HbA1c ≥ 9%）的患者。

病例中的患者正是在相对正常的 HbA1c 范围中，SMBG 空腹血糖 4 ～ 5mmol/L，餐后血糖 9 ～ 12mmol/L。2012 年国际老年学及老年病学协会、欧洲老年糖尿病工作组协会、国际糖尿病专家工作组联合发布的老年糖尿病立场声明对于血糖的具体要求为空腹血糖控制在 6.0 ～ 7.0mmol/L，避免随机血糖＞ 11.1mmol/L 或＜ 5mmol/L。此外结合患者应用长效磺脲类制剂，夜间有心前区不适，既往曾有可疑低血糖发作史，需警惕夜间低血糖的可能。我们用 CGMS 来验证这一假设，监测结果发现在夜间 3：00 ～ 6：00 及餐前均有低血糖发生，总低血糖时间占整个监测时长的 10%（＜ 3.9mmol/L），患者最低血糖为 2.8mmol/L，发生在夜间 3：00 左右，同时存在 18% 高血糖时长（＞ 10mmol/L），最高血糖 13.9mmol/L，发生于午餐后 2 小时。由此不难发现，HbA1c 在血糖监测中的局限性——难以发现低血糖的发生。Aya Morimoto 等人将 40 名患者根据 HbA1c 水平分为 3 组，进行 CGMS 评估低血糖发生情况，发现 HbA1c 并不能预测低血糖的发生，再次验证这一结论。由此可见在临床工作中，不仅要关注 HbA1c 结果，还应关注血糖波动性变化，在 CGMS 操作复杂的劣势下，SMBG 是目前最具有性价比的监测方式，应该得到广泛的重视，真正成为糖尿病控制“五架马车”血糖控制的基石。

病例中的患者认为自己血糖控制不满意，近 4 个月加强饮食控制，造成体重减轻的结果是得不偿失的，应与患者交流目前血糖控制情况，制订更加合理的血糖控制目标，较少患者的精神负担，降低低血糖发生可能。

参考文献

1. Xu Y，Wang L，He J，et al.Prevalence and Control of Diabetes in Chinese

Adults.JAMA，2013，310（9）：948-958.

2. Yang W，Lu J，Weng J，et al.Prevalence of Diabetes among Men and Women in China.N Engl J Med，2010，362（12）：1090-1101.

3. Hsu P F，Sung S H，Cheng H M，et al.Association of clinical symptomatic hypoglycemia with cardiovascular events and total mortality in type 2 diabetes：a nationwide population-based study.Diabetes Care，2013：36（4）：894-900.

4. Morrish N J，Wang S L，Stevens L K，et al.Mortality and causes of death in the WHO Multinational Study of Vascular Disease in Diabetes.Diabetologia，2001，44（S2）：S14-S21.

5. World Health Organization.The top 10 causes of death：report of WHO Scientific Group.Geneva：WHO，2014.

6. Hu D Y，Pan C Y，Yu J M.The relationship between coronary artery disease and abnormal glucose regulation in China：the China Heart Survey.European Heart Journal，2006，27（21）：2573-2579.

7. Skyler J S，Bergenstal R，Bonow R O，et al.Intensive Glycemic Control and the Prevention of Cardiovascular Events：Implications of the ACCORD，ADVANCE，and VA Diabetes Trials：A position statement of the American Diabetes Association and a scientific statement of the American College of Cardiology Foundation and the American Heart Association.Diabetes Care，2008，32（1）：187-192.

8. Lin C H，Sheu W H. Hypoglycaemic episodes and risk of dementia in diabetes mellitus：7-year follow-up study.Journal of Internal Medicine，2013，273（1）：102-110.

9. Tseng C, Soroka O, Maney M, et al.Assessing Potential Glycemic Overtreatment in Persons at Hypoglycemic Risk.JAMA Internal Medicine, 2014, 174 (2): 259-268.

10. 中国老年学学会老年医学会老年内分泌代谢专业委员会，老年糖尿病诊疗措施专家共识编写组．老年糖尿病诊疗措施专家共识（2013 年版）．中华内科杂志，2014，53（3）：243-250.

11. American Diabetes Association.Standards of medical care in diabetes—2015: summary of revisions.Diabetes Care, 2015.

12. Tamez-Pérez H E, Proskauer-Peña S L, Hernŕndez-Coria M, et al.AACE comprehensive diabetes management algorithm 2013.Endocrine Practice, 2013, 19 (4): 736-737.

13. 中华医学会糖尿病学分会．中国血糖监测临床应用指南（2011 年版）．中华糖尿病杂志，2011，03（1）：13-21.

14. 周健，贾伟平．血糖稳定性的意义及临床评估．中华医学杂志，2006，86（30）：2154-2157.

15. 贾伟平．中国动态血糖监测临床应用指南（2012 年版）．慢性病学杂志，2013，14（5）：321-330.

16. 陆蔚，周健，沈赟，等．上海社区 5465 例糖尿病患者的自我血糖监测状况．上海医学，2014，37（9）：802-804.

17. Lipska K J, Warton E M, Huang E S, et al.HbA1c and Risk of Severe Hypoglycemia in Type 2 Diabetes: The Diabetes and Aging Study. Diabetes Care, 2013, 36 (11): 3535-3542.

18. Sinclair A，Morley J E，Rodriguez-Mañas L，et al.Diabetes Mellitus in Older People：Position Statement on behalf of the International Association of Gerontology and Geriatrics (IAGG), the European Diabetes Working Party for Older People (EDWPOP), and the International Task Force of Experts in Diabetes.Journal of the American Medical Directors Association，2012，13（6）：497-502.

19. Morimoto A，Nishimura R，Tsujino D，et al.Relationship Among A1C，Hypoglycemia，and Hyperglycemia in Japanese with Type 2 Diabetes—Results from Continuous Glucose Monitoring Data. Diabetes Technol Ther，2011，13（6）：667-670.

（刘　静　周迎生）

出版者后记

Postscript

科学技术文献出版社自1973年成立即开始出版医学图书，40余年来，医学图书的内容和出版形式都发生了很大变化，这些无一不与医学的发展和进步相关。《中国医学临床百家》从2016年策划至今，感谢600余位权威专家对每本书、每个细节的精雕细琢，现已出版作品近百种。2018年，丛书全面展开学科总主编制，由各个学科权威专家指导本学科相关出版工作，我们以饱满的热情迎来了《中国医学临床百家》丛书各个分卷的诞生，也期待着《中国医学临床百家》丛书的出版工作更加科学与规范。

近几年，中国的临床医学有了很大的发展，在国际医学领域也开始崭露头角。以北京天坛医院牵头的CHANCE研究成果改写美国脑血管病二级预防指南为标志，中国一批临床专家的科研成果正在走向世界。但是，这些权威临床专家的科研成果多数首先发表在国外期刊上，之后才在国内期刊、会议中展现。如果出版专著，又为多人合著，专家个人的观点和成果精华被稀释。为改变这种零落的展现方式，作为科技部所属的唯一一家出版机构，我们有责任为中国的临床医生提供一个系统展示临床研究成果的舞台。为此，我们策划出版了这套高端医学专著——《中国医学临床百家》丛书。

“百家”既指临床各学科的权威专家，也取百家争鸣之义。

丛书中每一本书阐述一种疾病的最新研究成果及专家观点，按年度持续出版，强调医学知识的权威性和时效性，以期细致、连续、全面展示我国临床医学的发展历程。与其他医学专著相比，本丛书具有出版周期短、持续性强、主题突出、内容精练、阅读体验佳等特点。在图书出版的同时，同步通过万方数据库等互联网平台进入全国的医院，让各级临床医师和医学科研人员通过数据库检索到专家观点，并能迅速在临床实践中得以应用。

在与作者沟通过程中，他们对丛书出版的高度认可给了我们坚定的信心。北京协和医院邱贵兴院士说“这个项目是出版界的创新……项目持续开展下去，对促进中国临床学科的发展能起到很大作用”。中国人民解放军第二军医大学孙颖浩校长表示“我鼓励我国的泌尿外科医生把自己的创新成果和宝贵的经验传播给国内同行，我期待本丛书的出版”；北京大学第一医院霍勇教授认为“百家丛书很有意义”。我们感谢这么多临床专家积极参与本丛书的写作，他们在深夜里的奋笔，感动着我们，鼓舞着我们，这是对本丛书的巨大支持，也是对我们出版工作的肯定，我们由衷地感谢作者的支持与付出！

在传统媒体与新兴媒体相融合的今天，打造好这套在互联网时代出版与传播的高端医学专著，为临床科研成果的快速转化服务，为中国临床医学的创新及临床医师诊疗水平的提升服务，我们一直在努力！

科学技术文献出版社